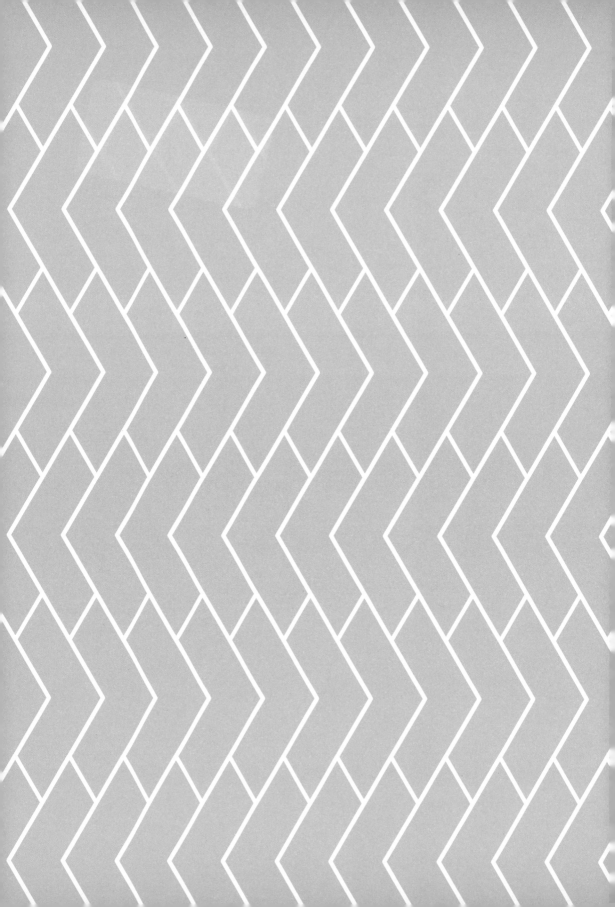

50, 살기 위한 최소한의 운동

지금 운동하지 않으면 머지않아 걷지도 못하게 된다

50
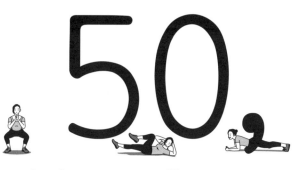

살기 위한
최소한의 운동

오세욱 지음

paper bird

오늘 운동하지 않으면
남은 인생을 병상에서 보낸다

내가 책을 쓰고야 말았다. 그것도 운동에 관한 책이라니! 이것저것 잡다하게 섭렵한 분야가 은근히 많아서 언젠가 책을 쓸 것 같기는 했었는데, 결국 그 첫 분야는 운동으로 당첨이 되었다. 이미 많은 운동 전문가들이 많은 운동 서적을 썼을 텐데, 이 책은 어떤 전문가가 쓴 어떤 책일까 하고 궁금해하는 분들도 있을 것이다.

예전에는 전문가라고 하면 주로 하나의 좁은 분야에 관하여 집중적으로 연구한 경우를 말했었지만, 이제는 학문, 문화, 예술 등 여러 영역에서 융합, 또는 크로스오버crossover라고 해서 여러 분야를 동시에 아우르는 현상이 많아지고 있다. 따라서 그런 행위가 가능한 크로스오버 전문가, 또는 멀티 플레이어

multi-player의 수요가 높아지고 있다. 그러나 아직 국내에는 그런 인력이 많다고는 할 수 없다.

크로스오버의 실제 예를 들어보면, 백신 메커니즘의 연구나 항암제 개발을 위해 이론물리학이 중요한 관점을 제공하는 경우, 금융finance과 기술technology의 합성인 핀테크FinTech 또는 Financial Technology, 태양의 서커스처럼 연극, 무용, 서커스, 음악, 영상이 어우러져 한 장르로 구분 지을 수 없는 공연 예술 등이다.

운동 관련 산업에서도 마찬가지다. 언택트 환경에 맞추어 온라인 영상을 이용한 퍼스널 홈 트레이닝(미국 펠로톤 사의 제품 등에서 볼 수 있는) 등 다양한 크로스오버 트렌드가 예상되는데, 이러한 다방면에 걸친 융합 트렌드에 반하여 아직 국내의 운동 관련 서적들에서는 그러한 저자들은 잘 안 보인다. 아직 운동서 저자들의 배경이 그리 다양하지 못하기 때문일 것이다.

나는 운동을 전공하지 않았고 공대를 졸업하여 전자업체 연구원, 증권사 전자업종 담당 애널리스트, 재무 담당 임원 등을 역임했다. 운동은 심지어는 취미도 아니었고, 어렸을 때부터 나가서 뛰어놀기보다는 집에 틀어박혀서, 주로 누워서 책을 (만화책도 포함된다) 읽는 것을 좋아했었다. 따라서 신체 발달과 운동 신경은 빵점이었고, 신체 활동이라고는 학교 체육 시간에 억지로 하는 것이 유일했었다. 체육 점수가 꼴찌였음은 말할 것도 없다. 대신 학교 공부는 잘했었을 뿐 아니라, 교과 내용 이외의 각종 잡다한 분야의 지식도 많이 축적했었다.

그런 내가 운동을 제대로 시작하게 된 것은 군대에서 어느 후임을 만나게 되면서였다. 지금 생각해 보면 그를 만난 것이 행운이었다. 안 그랬으면 지금까지도 운동과 담쌓고 살았을 가능성이 높다. 그때부터 운동을 취미로 해왔으니 이제 25년 경력이 되었으며, 처음에는 원래부터 좋아하던 각종 분야의 경험과 지식 쌓기에 운동도 추가된 정도였으나 차츰 세월이 지나면서 나의 최고 관심 분야로 등극하여, 이제는 운동 관련 유튜브(50대몸짱TV)도 운영하는 등 주객이 전도된 상황이다.

얘기하고 싶은 것은, 나는 결과적으로 운동 역학, 생리학, 식품영양학 등의 기본적인 운동 관련 학문 외에도 여러 잡다한 분야에 걸친 다양한 지식과 시야를 가지고 있다는 사실이다. 이러한 크로스오버적인 면모가 나의 특장점이라 할 것이다.

또한 운동 분야에서도, 일반적인 웨이트 트레이닝 외에 직접적인 경험에서 얻은 노화가 운동에 미치는 영향, 중년층 이상을 위한 맨몸 전신 신진대사 운동, 허리나 무릎 등이 안 좋을 때 운동의 변형 방법 등 일반적인 퍼스널 트레이너들이 잘 모르는 다양한 분야의 경험과 지식을 가지고 있다. 나는 이러한 것들을 살려서 앞으로 다양한 형태의 집필을 계획하고 있으며, 본서는 그 첫걸음이라고 할 것이다.

〈50, 살기 위한 최소한의 운동〉의 1장에서는 왜 우리가 꼭 운동을 해야만 하는지에 대해 이야기한다. 사람의 근육은 40대부터 매년 1%씩 줄어들며, 70대가 되면 30%가량 근육이 감소한다. 뼈는 근육에 의해 자극을 받아 밀도를 유지하기 때문에 근육이 줄어들면 뼈도 약해진다. 근육이 혈당을 낮추는 낙용을 하는데, 나이가 들면서 근육이 감소하면 당뇨병의 위험도 커진다. 그 외에도 낙상, 고혈압, 비만 등 근육의 감소로 인해 일어날 수 있는 위험 요소가 수두룩하다. 바야흐로 백세 시대다. 지금 40~50대라고 해도 아직 살날이 살아온 날만큼이나 많이 남았다. 남은 시간을 온갖 질병으로 인해 병상에서 지내고 싶지 않다면 지금부터라도 반드시 운동을 시작해야 한다고 말하고 있다.

2장에서는 지금껏 운동을 하지 않았던 40~50대가 다치지 않고 할 수 있는 자신의 신체 나이에 적합한 운동법은 무엇인지 알려주고 있다. 운동을 할 결심을 하는 것부터가 쉽지 않은 일이다. 하지만 더 큰 문제는 그동안 운동을 하지 않았던 사람(40대 이상)이 유튜브나 TV프로그램 등에서 젊은 사람을 대상으로 하는 운동을 섣불리 따라 했다가는 건강해지기는커녕 도리어 부상을 입고 병원 신세를 질 수 있다. 그렇기 때문에 자신의 나이에 맞는 운동법이 필요한 것이다. 허리 디스크 수술을 두 번이나 하면서 익힌 경험 등도 감안된, 중년층 이상을 위한 맨몸 전신 신진대사 운동을 소개한다.

3장에서는 전신 신진대사 운동(맨몸 운동)으로 기반을 잡은 후 더욱 건강미 넘치는 몸매를 만들고 100세까지 튼튼하기 위한 각 근육별 중량 운동 방법과 루틴에 대해 다루고 있다. 중량 운동을 접해 보지 않은 사람은 겁부터 먹는 경우가 종종 있지만 중량 운동이라고 해서 맨몸 운동과 크게 다르지 않음을 알려주면서 하체·가슴·어깨·등 근육을 다치지 않고 효과적으로 강화하는 방법을 살펴본다.

마지막으로 4장에서는 운동과 함께 건강에 필요한 3요소인 영양과 휴식을 어떻게 취하는 것이 좋은지 나의 경험과 과학적 근거를 토대로 설명한다. 다양한 식단 방법들이 시중에 많이 회자되고 있지만, 그중에서 40대 이상에게 가장 좋은 방법은 무엇인지 알려주고 있다. 또한 운동을 열심히 하는 사람 중에서도 휴식의 중요성을 간과하는 경우가 많다. 하지만 적절한 휴식이 운동 효과를 더욱 크게 만들어주고 있음을 설명하면서 운동·영양·휴식이 조화를 이루는 습관의 중요성을 강조한다.

중장년층을 포함한 우리 모두에게 반드시 필요한, '살기 위한 최소한의 운동'은 무엇일까. 트레이너들만의 시각과는 다른 관점에서 알아보고 배워보자.

체육 시간에 꼴찌를 도맡아서 하던 저자가 운동 유튜버가 되고 운동에 관한 책을 쓰다니! 사실 지금도 잘 실감이 안 난다. 내가 할 수 있었다면 여러분도 못 할 이유가 없다.

2021년 5월

오세욱

목차

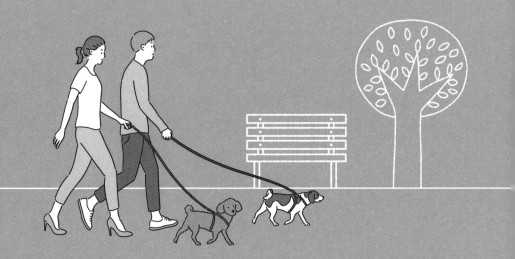

1장

지금까지 운동 없이 버텼으면
대단한 겁니다

평생 운동을 하지 않으면
어떤 일이 생길까?

백세 시대를 대비하지 않으면 재앙이 온다

가까운 미래 정도로 여겨졌던 백세 시대가 이제는 코앞에 다가왔다. 현재 40~60대인 사람 중에는 백 살까지 사는 분들이 많이 나올 거라고 봐야 한다. 수명이 늘어나고 있는 이유는 현대 의학의 발전, 안전 관련 제도와 장비의 발달, 사회 시스템의 발전 등 여러 가지인데, 이러한 백세 시대가 왔음에도 불구하고 우리가 살아가는 습관은 옛날 스타일에 머물러 있는 경우가 많다는 게 문제다.

여기서 말하는 옛날 스타일이란 뭐냐 하면, 예전에 한 60살 되면 노인 소리 듣고, 한 70살 정도까지 살다가 세상을 떠나던 그때 기준으로 여전히 행동하는 걸 말한다. 즉 60살 70살까지밖에 못사니까, 인생을 열심히 살고 인생을 위해 적극적으로 투자하는 각종 행위들은 주로 20~30대, 늦어도 40대까지 피크를 이루고, 그 이후 50대~60대 때는 그냥 살살 '조용히' 사는 거다. 왜냐하면, 곧 세상 떠나니까. 이미 운동을 재미있어하고 운동이 취미인 경우는 누가 뭐라고 안 해도 스스로 열심히 하니까 그 경우는 제외하고, 건강을 위해서 일부러 운동을 하는 경우를 예로 들어 보자.

자신이 만약 70살까지 살 수 있다고 가정해보자. 그러면 20~30대는 어떻게 할까? 아직은 살날이 많이 남아 있으니까 운동을 안 좋아하더라도 내 건강을 위해서 운동을 해야 한다는 생각이 어느 정도 있을 수가 있다. 그러나 어떤 이유로든지 운동을 하지 않고 40대가 되고, 50대가 되고, 나아가 60대가 되어버렸다고 해보자. 여러 가지 이유가 있을 수 있겠다. 사는 게 워낙 바빴을 수도 있고, 그저 건강에 무관심했을 수도 있을 것이다.

그런 경우에는, 그동안 굳이 내가 친하지 않았던 운동을 중년에 접어든 상황에 새로이 시작하지는 않는다는 거다. 왜냐하면, '어차피 곧 세상 떠날 건데 굳이 뭐 그렇게 하냐. 그냥 조용히 살다 가자'라고 생각하니까. 다시 말하자면, '40, 50, 60대 때 굳이 새로운 걸 시작할 필요가 없다'라고 생각을 많이들 한다는 거다.

예전에는 그렇게 했다고 하더라도, 지금은 문제가 다르다. 이제 내가 60, 70살에 죽는 게 아니고 백 살까지 살 가능성이 있는 시대이기 때문이다. 내 나이가 40, 50, 혹은 60살이라고 해도 새로운 일을 시도해야 한다. 왜냐하면 아직 절반밖에 못 살았으니까. 아직 50년을 더 살아야 하는 것이다.

상황은 이렇게 달라졌음에도 불구하고, 우리의 습관은 아직 옛날과 달라지지 않았다. 40, 50, 60대에는 이미 늦었다고 생각해서 지금껏 안 해온 운동을 시작하려고 하지 않는다.

결론을 정리하자면 '운동을 하지 않고 중년이라는 나이에 접어들었더라도 앞으로 50년은 더 살아야 하니까, 지금부터라도 운동을 시작해야 한다'는 거다. 설사 수명 자체는 100살까지 살더라도, 그때까지 아픈 곳 없이 건강하게 살 수 있다는 보장은 없다. 지금부터 몸을 관리하지 않으면 예를 들어 허리가 아픈 채로, 아니면 뭐 어디 무릎이 아픈 채로, 남은 50년을 괴롭게 사는 고통을 겪을 수도 있다. 이렇게 되면 나도 힘들지만 자녀 등 부양자가 있는 경우에는 자녀들 또는 부양자들한테도 큰 부담을 준다.

지금까지는 운동을 안 했어도, 그냥 타고난 몸으로 불편 없이 살아왔을 수 있다. 젊으니까. 하지만 앞으로 60세 이후부터 백 살까지의 인생은, 운동으로 단련되지 않은 몸으로는 보장할 수가 없다. 물론 운이 좋아서 큰 문제 없이 사는 경우도 있을 것이다. 마치 평생 담배를 피워 왔어도 폐암 안 걸리고 수명을 다하는 경우와 비슷하다. 그러나 이는 운이 좋은 경우일 뿐이며, 우리의 소중한 삶을 단지 운에만 맡기고 사는 것은 지금 당신이 매월 꼬박꼬박 내는 보험료와 상반되는 일일 것이다.

중국의 진시황이 불로초까지 찾으러 다니며 그렇게 갈구했던 수명 연장. 그러나 현대에 막상 수명이 늘어나고 나니, 이 수명 연장이라는 사실이 오히려 고

통스러운 노년의 삶이라는 무서운 재앙이 될 수 있는, 아이러니한 상황이고 아이러니한 시대다. 그러지 않기 위해서는 지금 당장 운동을 시작해야 한다.

노화를 막고 젊음을 돌려주는 운동

노화가 진행되면 근력의 손실과 함께 체지방과 내장지방이 증가하게 되고, 신체 각 요소와 기관의 기능이 저하된다. 이런 노화 작용을 억제하거나 예방하는 방책으로 다양한 연구가 이루어지고 있으나 노화의 대표적 현상인 근력 손실이나 기능 저하를 방지하는 것으로는 운동이 가장 좋다.

노화는 근력의 감소를 부르고 근력이 감소하면 결국 일상생활을 수행하는 데 제한을 주게 된다. 특히 하지 근력의 감소는 기능 장애와 보행의 어려움, 낙상을 일으키는 가장 큰 원인이 되는데, 노화로 인해 65세 이상의 인구 중 약 30%가 1년에 한 번은 낙상을 경험한다고 한다. 그러므로 운동을 통해 근력을 향상시키면 걷거나 계단을 오르는 일은 물론이고 낙상과 같은 사고의 위험도 방지할 수 있다. 또한 고혈압과 같은 노화로 인한 심혈관계의 질환 관련해서도 유산소운동을 통해 혈압 수준을 낮출 수 있고, 규칙적인 운동은 혈당을 조절하고 인슐린 민감도를 증가시키기 때문에 당뇨병을 치료하는 데 반드시 필요한 방법이다.

노화는 뇌의 크기뿐 아니라 혈관계와 인지 능력에 변화를 가져온다. 나이의 증가에 따라 쇼크나 백질 병변, 치매에 걸릴 확률이 높아질 뿐 아니라 기억의 상실이 커지며 신경전달물질과 호르몬 분비에서도 확연한 변화가 나타난다.

뇌가 노화되는 것을 예방하고 지연하기 위해서 우리는 일상생활에서 신체적 그리고 정신적인 건강을 증진시켜야 하는데 이 두 가지를 동시에 충족시킬 수 있는 방법이 운동이다. 앞서 이야기했듯이 규칙적인 운동은 노화를 어느 정도 예방하고 개선할 수 있다. 연구에 따르면 근력운동을 일주일간 3회씩 6개월간 지속하면 노화된 단기 및 장기 기억력이 향상되고, 주의 집중력이 향상된다고 한다.

운동을 통해 사고 후유증을 극복하다

나의 지인인 A씨는 앞서가던 차가 급정거하는 바람에 들이받는 사고를 당했다. 다행히 수술 후 회복하기는 했지만, 그 이후로 무릎이 시큰거리거나 허리가 쑤시는 등 몸 곳곳에서 이상 신호를 보내왔다. 끊임없이 몸이 신호를 보내오니 일에도 집중을 못했다. 약도 여러 가지를 먹어봤지만 일시적으로 통증이 사라질 뿐 완전한 해결책은 아니었다.

그러던 중 마찬가지로 자동차 사고로 인해 몸을 제대로 가누지 못하다가 운동을 시작하여 몸을 회복한 지인의 추천으로 근육 운동을 시도하였다. 통증이 나는데 운동을 했다가 더 악화되는 건 아닌가 하는 우려도 있었지만, 몸의 올바른 기능을 회복시켜준다는 말에 눈 딱 감고 시도해보기로 한 것이다. 물론 살면서 제대로 운동을 해본 적이 없었기에 적응하기까지 오랜 시간이 걸렸다.

하지만 하면 할수록 몸이 달라짐을 느꼈다. 코어가 강화되고 몸의 밸런스가 잡히면서 목과 허리, 손목 등의 통증이 사라진 것이다.

운동의 장점은 한 가지가 더 있었다. 운동을 하는 것은 온전히 자신만을 위한 시간이다. 하루종일 바쁘게 살아가면서 정작 자신을 위해 쓴 시간은 없었던 A씨. 운동을 하는 시간은 오로지 자신만을 위해 썼다. 즐기면서 몸을 단련시켰다.

무슨 운동이든 힘들면 하기 싫어진다. 무리하게 할 필요는 없다. 쉬운 운동부터 시작해서 꾸준히 하다 보면 몸이 달라지고 자연히 마음도 달라지게 된다. 운동을 꾸준히 해온 사람은 70세든 80세든 건강을 유지하고, 몸이 불균형하거나 구부러진 곳이 없다. 어르신들을 보면 허리가 굽거나 다리 등이 아파서 고생하는 사람이 많지만 운동을 하는 사람은 자세도 바르고 건강하다. 운동의 중요성을 다시 한번 알 수 있는 부분이다.

백세시대에는 50세라고 해도 앞으로 최소 30년에서 50년은 더 살아야 한다. 그러나 앞으로 우리 몸이 더 좋아질 일은 없다. 관리를 잘해서 오래오래 건강하게 사는 것이 최선이다.

달라져 가는 친구들

나이를 먹으면서 이제 새로 사람과 친해지고 사귀는 것도 예전처럼 쉽지 않다는 것을 우리 중년이면 많이들 느낄 것이다. 그래서 같이 웃고 떠들며 어울렸던 어릴 적 학교 때 친구들이 점점 더 소중해진다. 이 친구들이야말로 여전히 같이 잘 어울리고 있는, 현재 가장 편한 그룹 중 하나인 경우가 많다.

언제 만나도 반가운 친구들! 그런데 세월이 흐르면서 또래 친구들이 언젠가부터 서로 외모가 달라져 간다. 예전에는 같은 무리로 자연스럽게 보였던 친구들이 이제 50대에 와서는, 심하게는 누구는 아버님 같고 누구는 아들 같이 보인다. 단지 태생적인 노안과 동안의 차이일까? 그보다는 뭔가 더 그 사람의 전체적인(체형과 몸짓, 걸음걸이 등 종합적으로 다가오는) 느낌이다. 왜 이런 변화가 생긴 것일까?

가장 큰 이유는 의외로 체력과 건강함의 차이다. 그 차이가 이런 외모의 차이, 구체적으로는 나이 들어 보이는 정도의 차이를 가져온다는 사실은 흥미롭다. 체력과 건강함은 몸 속을 좋게 하는 것 아니었나? 외모까지 영향을 준다니 뭔가 억울한 느낌이다.

체력과 건강함이 외모에 영향을 주는 이유는 매우 여러 가지다. 일단 얼굴은 빼고 (피부 건강 상태의 차이 등이 영향을 줄 수 있지만) 얘기를 해보자. 똑같이 얼굴을 가면으로 가린 두 명이 서 있다고 상상을 해보자. 한 명은 20대이고 다른 한 명은 50대이다. 서 있는 모습만의 상상으로도 당신은 아마 살짝 다른 자세를 떠올리고 있을 것이다. 이제 거기서 걷기 시작하는 모습을 상상해 본다면 더욱 다른 장면을 생각할 것이다. 뭔가 유연하면서도 자연스럽게 걷는 20대, 그리고 살짝 엉거주춤한 듯 뭔가 조심조심 걷는 50대. 이유는 뭘까?

근력, 유연성, 민첩함, 관절들의 성능, 혈액순환 등의 요인들이 조합되어 자세와 움직임 자체를 다르게 만드는 것이다. 이러한 요인들의 결과로 기본 자세, 팔을 들어올리는 모습, 다리를 내뻗고 걷는 모습 등 두 사람의 서로 다른 정적 형태와 동적 형태를 생산한다.

직관적인 소개를 위해 외모의 차이를 만드는 메커니즘을 언급했지만, 이러한 건강 요인들의 차이는 외모에만 영향을 주는 게 아니라 체력, 병치레 빈도 등의 삶의 질에 직접적으로 주는 영향, 그리고 노년기에서 최후반의 병상에서 지내야 하는 기간 등을 생각하면 삶의 존엄성에 주는 영향 등, 외모보다도 더 중요한 이슈들에 관련되어 있다는 것은 보다 더 자명할 것이다.

운동은 몸의 시간을
거꾸로 흐르게 한다

'강철 체력'은 선택이지만 '생활 체력'은 필수다

똑같이 나이를 먹으면서 결과적으로 다른 건강 상태와 다른 체력이라는 결과를 야기하는 원인에 대해 알아보자. 건강과 체력에 영향을 주는 요인들은 다양하겠지만, 그중 가장 중요한 요인들은 세 가지로 정리될 수 있다는 게 내 생각이다. 내가 유튜버로 활동해 오면서 영상들 속에서 많이 강조했던 '운동', '영양', '휴식'이다. 유전 요인 등 선천적인 부분들을 제외하면, 이 세 가지를 얼마나 신경 쓰며 살아가느냐 그렇지 않으냐에 따라서 신체 나이가 실제 나이와 달라지는 결과를 낳게 된다.

당연히 운동, 영양, 휴식을 모두 잘 챙기면 제일 좋겠지만, 누구나 처한 여건과 상황이 다르기 때문에 각자가 할 수 있는 최선을 다하면 된다. 다행히도

이 세 가지는 서로 비교적 독립적인 변수들이기 때문에, 예를 들어 운동을 안 하고 영양만 챙기면 의미가 없다든가 또는 영양이 떨어질 때 휴식만 하는 건 의미가 없다는 것은 아니다. 이 세 가지를 독립적인 변수로 보고 각각의 최대한을 추구하면 그 총합이 클수록 의미가 있는 것이다. 그 총합과 건강은 비례하게 된다.

이 세 가지를 최대한 추구하며 사는 사람과 그렇게 하지 않는 사람은, 실제 나이는 같다고 하더라도 신체 나이는 점점 벌어지게 된다. 한해 한해가 갈수록 매년 동창회에서 확인하게 된다.

앞에서 언급했듯이 건강의 격차 즉, 신체 나이의 격차가 커지는 것은 외모보다 더 중요한 결과가 있다. 체력, 병치레 빈도 등의 삶의 질에 직접적으로 영향을 주는 것들이다. 강철 같은 체력으로 주위 사람들을 압도해 나갈 수 있으려면 그만큼 많은 노력이 필요할 것이므로 한 선택이 될 수 있겠지만, 적어도 내 원만한 생활을 지키기 위한 '생활 체력'은 필수라고 해야 할 것이다. 나이가 들어감에 따라, 그전에는 당연히 여겼던 '원만한 생활'이라는 개념 자체가 이제는 하나의 도전이 되어 가기 때문이다.

대부분의 사람은 젊었을 때는 별로 힘들지 않게 출근을 하고, 별 탈 없이 하루 일과를 감당해 내고, 술자리도 잘 즐기고, 귀가해서는 잠도 잘 잤을 것이다. 가사노동자의 경우도 마찬가지다. 그리고 가끔씩 업무 또는 술자리로 밤을 새더라도 하루 정도 지나면 회복도 쉽게 되었을 것이다.

그러나 언젠가부터 변화가 찾아왔을 것이다. 보다 쉽게 느껴지는 피로감, 약해지는 주량, 잠이 안 오는 밤. 젊었을 때와 비교하면 원만한 생활 자체가 어려워지는 느낌이다. 나이가 들어서 어쩔 수 없으려니 하고 자위하면서, 힘든 생활도 피할 수 없는 나의 일부라고 생각하게 된다. 과연 정말 그런 걸까?

본인 나이보다 빨리 늙는 이유

스페인국립암센터의 마리오 프라가 박사는 일란성쌍둥이 40쌍을 대상으로 한 조사를 실행했다. 그들의 3세 때의 염색체와 50세 때의 염색체를 조사한 것인데, 3세 때는 거의 동일한 모습을 보였던 쌍둥이의 염색체가 50세 때는 매우 다른 모습으로 변형되었다. 쌍둥이라고 해도 다른 환경과 생활습관에 따라 노화의 진행이 달라진다는 것이다. 이 연구에 따르면 노화는 약 20~30%만 유전자에 따라 결정된다고 한다.

앞에서 얘기한 대로 우리 주변에 보면 동년의 친구 사이인데도 무척이나 동안이고 50대인데도 20대 못지 않은 체력을 지닌 사람이 있다. 반대로 노안에 50대인데도 60~70대보다 체력이 떨어지는 사람도 있다. 이것은 물론 유전적인 요소도 있지만 자신이 어떻게 하느냐에 따라 자신의 실제 나이보다 젊은 신체 나이를 유지할 수 있다는 것이다.

인간의 장기는 성장이 멈추는 20대 때부터 기능이 지속적으로 감소하고, 70대가 되면 최소한 30% 이상이 줄어든다. 가만히 늙어가면 우리의 신체 기능은 점점 떨어지고 언젠가는 제대로 몸을 가누지 못할 날이 올 수도 있다. 하지만 너무 걱정할 필요는 없다. 노화를 완전히 막을 방법은 아직 없지만, 최대한 늦출 수 있는 방법은 있기 때문이다.

미국 뉴욕주립의과대학의 교수인 마이클 로이즌Michael Roizen은 "남자는 실제 나이보다 25년, 여자는 29년 더 젊어질 수 있다"고 했다. 혈압과 체중, 콜레스테롤, 혈당 수치 등이 생체 나이에 큰 영향을 미친다. 즉, 적절한 운동이나 식사, 휴식 등 생활습관의 변화를 통해 혈압을 줄이거나 혈당, 지방을 정상치로 만들면 50대에도 20대의 생체 나이를 유지할 수 있다는 것이다. 어려운 운동이 아니라 꾸준하게 걷는 습관을 갖는 것만으로도 효과가 증가하는 것으로 나타났기 때문에, 의지만 있다면 얼마든지 젊어질 수 있다.

신체 나이가 갈라지는 중요 지점, 50대

미국 듀크대학교의 연구 결과에 따르면 50대 때부터 노화로 인한 신체 능력 감퇴가 급증한다고 한다. 연구팀은 30~100세까지의 성인 775명을 대상으로 신체 능력 테스트를 진행했는데, 50대부터 한 발로 일어서기, 의자에서 일어나기 등의 신체 능력이 감퇴했음이 보였고, 60대 이상에서는 추가로 걷기 속도의 감퇴가 나타났다. 하지만 연구진은 규칙적인 운동으로 신체 기능이 보존될 수 있다고 했다. 노화의 영향을 덜 받기 위해서는 늦어도 50대에는 규칙적인 운동을 하여 몸을 관리해야 한다는 것이다.

1. 근력운동을 하자

노화에 따른 생리적 변화는 다양하지만 그 중에서 가장 보편적인 변화가 바로 근감소증이다. 한국보건사회연구원의 조사에 따르면 85세 이상 노인의 절반 이상(56%)이 앉거나 걷는 등의 일상생활 수행 능력이 떨어졌는데, 주요 원인이 바로 근육이 감소했기 때문이다. 근육의 감소는 낙상을 비롯해 일상생활에 장애를 일으키기 때문에 건강한 노년을 위해서는 근력운동이 필수적이다.

2. 신체 활동량을 늘려라

근육 감소는 신체 활동량에도 많은 영향을 받는다. 노화가 진행되면서 점점 움직임이 불편해지면 자연스럽게 신체 활동량이 줄어드는데, 이 또한 근육 감소로 이어지고 비만이 발생할 위험은 높아진다. 가벼운 산책이나 조깅, 취미생활 등을 통해 하루 1시간 정도는 신체 활동을 하는 것이 좋다.

3. 균형 있고 규칙적인 식습관을 갖자

영양적으로 균형 있는 식사 습관을 갖는 것은 우리 건강에 있어서 매우 중요한 요소다. 우리 몸에 필요한 영양소를 적절하게 섭취하는 것만으로도 어느 정도 노화 과정을 늦출 수 있다. 가공식품과 패스트푸드, 포화지방 등 노화를 가속화할 수 있는 음식을 줄이고, 다양한 색깔의 과일과 채소, 불포화 지방과 생선에 든 오메가 3와 같은 건강한 영양소를 섭취해야 한다.

신체 나이 측정하기

· 근력 테스트

등을 곧게 편 상태로 의자에 앉고 양손은 교차시켜 가슴에 댄다. 무릎이 완전히 펴질 때까지 일어섰다가 다시 빠르게 의자에 앉는 것을 10회 반복한 다음 몇 초가 나왔는지 측정해본다.

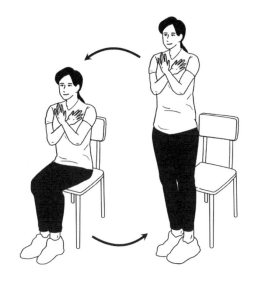

의자에 앉았다가 일어서는 데 걸리는 시간을 측정하면 근력이 어느 정도인지 알 수 있다. '느림'에 해당된다면 근력이 실제 나이에 미치지 못하다고 볼 수 있다.

연령	남성			여성		
	빠름	보통	느림	빠름	보통	느림
20~39	6초 이하	7~9	10초 이상	7초 이하	8~9	10초 이상
40~49	7초 이하	8~10	11초 이상	7초 이하	8~10	11초 이상
50~59	7초 이하	8~12	13초 이상	7초 이하	8~12	13초 이상
60~69	8초 이하	9~13	14초 이상	8초 이하	9~16	17초 이상
70~	9초 이하	10~17	18초 이상	10초 이하	11~20	21초 이상

· 지구력 테스트

평평하고 장애물이 없는 운동장이나 공원 등에서 숨이 약간 가쁜 정도의 빠른 속도로 3분 동안 걷고 거리(m)를 측정해본다. 보행 거리가 길수록 지구력이 좋은 것이다. 스마트폰의 거리와 보행 속도를 알려주는 애플리케이션을 이용하면 쉽게 보행 거리를 측정할 수 있다. 또는 흔히 러닝머신이라고 하는 트레드 밀을 사용하는 것도 좋은 방법이다.

		20대	30대	40대	50대	60대
남성	3분간 보행 거리(m)	375	360	360	345	345
	보행 속도(m/분)	125	120	120	115	115
여성	3분간 보행 거리(m)	345	345	330	315	300
	보행 속도(m/분)	115	115	110	105	100

· **상체 유연성 테스트**

두 팔을 뻗어 X자가 되게 교차한 후 엄지가 아래를 향한 상태에서 두 손을 맞잡고 깍지를 낀다. 팔을 가슴 쪽으로 말은 다음 바깥쪽으로 뻗는다. 이 때 팔이 꺾인 각도 즉, 하박이 상체와 이루는 각도를 측정하면 상체 유연성이 어느 정도인지 알 수 있다.

180도로 팔이 쭉 펴진다면 20대, 120도는 30대, 90도는 40대, 60도는 50대 이상의 신체 나이로 측정한다. 실제 나이만큼 팔이 펴지지 않는다면 근육과 관절 등의 탄력성과 유연성이 저하되었다는 뜻이다.

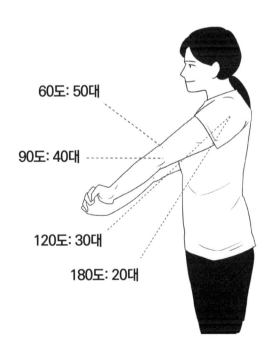

60도: 50대

90도: 40대

120도: 30대

180도: 20대

· **하체 유연성 테스트**

　양발을 어깨너비로 벌리고 상체를 앞으로 숙이면서 양손을 바닥으로 쭉 뻗는다. 이때 무릎이 굽혀지지 않도록 해야 한다. (손을 아래로 뻗을 때 허리가 아프다면 디스크에 무리가 갈 수 있으므로 주의한다.) 손바닥이 바닥에 닿으면 20대, 손가락 끝이 바닥에 닿으면 30대, 손가락 끝과 바닥 사이가 10cm라면 40대, 손가락 끝과 바닥 사이가 20cm 이상이라면 50대의 신체 나이로 본다. 뒤쪽 허벅지 부분과 허리 부분의 유연성을 알 수 있다.

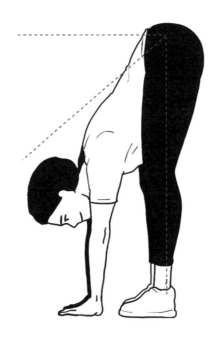

· 균형 감각 테스트

한쪽 무릎을 90도로 굽혀 한 발로 선 상태에서 양팔을 벌려 균형을 잡고 눈을 감아준다. 들고 있던 발을 떨어트려 바닥에 닿거나 중심을 잃고 옆으로 움직일 때까지의 시간을 측정한다. 이 방법은 소뇌의 균형감각과 함께 우리 신체의 좌우 밸런스를 잡아주는 가자미근이 발달되어 있을수록 유리하다. 신체 나이가 실제 나이보다 많이 나왔다면 이들 기능이 저하되었거나 또는 다리 근력이 부족하다고 볼 수 있다.

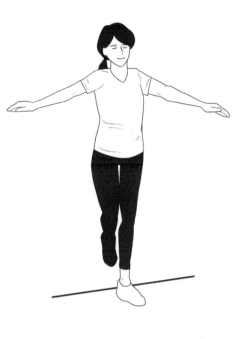

	남성	여성
20대	76초 이상	76초 이상
30대	51~75초	51~75초
40대	36~50초	36~50초
50대	10~35초	10~35초
60대	6~10초	6~8초
70대	5초 이하	5초 이하

· **코어 근력 테스트**

코어 근육은 몸의 중심인 척추와 골반을 흔들리지 않게 지지해주고 균형을 잡아주는 역할을 하는데, 나이가 들수록 코어 근육이 약해지고 관절의 가동 범위가 좁아지기 때문에 걸음 폭이 짧아진다.

똑바로 선 상태에서 크게 다리를 뻗어 두 걸음을 걷고 그 폭을 측정한다. 측정한 두 걸음의 폭을 키로 나눈다.(두 걸음의 폭[cm] ÷ 키[cm] = 나의 기록)

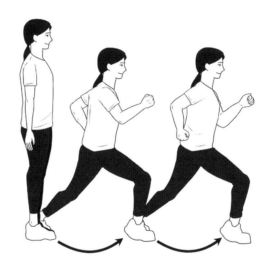

20대	1.7 이상
30대	1.65~1.69
40대	1.53~1.64
50대	1.5~1.52
60대	1.4~1.49
70대	1.3 이하

통증의 원인은
약해진 근육에 있다

뼈, 근육, 관절의 문제

서글프게 생각할 수도 있지만 나이가 들어감에 따라 몸이 이전 같지 않고 움직임이 힘들어지는 게 현실이다. 구체적인 예를 들자면, 산이나 계단을 내려갈 때 점점 무릎이 아파 오는 것, 물건을 들고 내릴 때 허리가 아파 오는 것, 오십견 등으로 어깨가 말을 듣지 않는 것, 골프 스윙 등을 반복할 때 다리가 저려 오는 것, 한쪽 다리로 서서 양말을 신기 어려워지는 것 등이다. 현실은 현실로 받아들이고 그에 맞는 대처를 하는 것이 현명하다. 이것을 받아들이지 않고 젊었을 때처럼 몸을 사용하면 낙상과 골절 등 몸의 부상으로 이어진다. 이는 노화 즉, 신체 나이의 증가에 기인하는 것이다. 하지만 앞에서 언급했듯이 신체 나이는 노력 여하에 따라 얼마든지 극복할 수 있다.

앞에서 언급한 예들을 구체적인 항목으로 나열하자면 근력, 관절 기능성, 유연성, 밸런스 등이다. 이들은 정도의 차이가 있을 뿐이지 모든 연령대에서 운동을 통해 향상시킬 수 있다. 운동으로 근육이 발달함에 따라 근력이 증가하고, 스트레칭 효과로 유연성이 증가하게 된다. 그리고 혈액순환이 활발해짐에 따라 뼈, 근육, 관절 조직 등에 영양분이 잘 전달되어 전반적인 기능들이 향상된다. 이러한 효과는 몸을 움직이는 육체 노동으로도 일부 비슷한 효과를 받게 되지만, 신체 기능 향상 자체를 목표로 설계된 운동 동작의 효과에는 미치지 못한다.

대사증후군 및 각종 질병 문제

뇌심혈관질환 및 당뇨병 등의 건강 문제의 위험성을 증가시키는 고혈압, 고혈당, 체지방 증가, 혈중 지질 이상 등의 상태들이 복합적으로 오는 것을 대사증후군이라고 하는데, 이러한 성인병들 또는 생활습관병들은 그 자체로 생활을 불편하게 만들 뿐 아니라, 노년기에 병상에서 지내야 하는 기간에도 큰 영향을 준다. 이 시기가 누구는 70부터, 누구는 80부터 하는 식으로 갈리게 되는 것이다.

이는 인슐린 저항성과 심장 탄력성 등 다양한 원인이 관련되며, 건강한 식사를 통한 영양 공급, 그리고 운동과 올바른 생활습관을 통해 예방하는 것이 가장 바람직한 대처 방안이다. 이미 대사증후군이 온 후에는 일부 치료약 등을 복용하는 것으로 대처할 수 있겠지만, 완전한 치료는 불가능하기 때문에 올바른 식사와 운동이 가장 적절한 치료 수단이라는 것이 의학적으로도 분명한 사실이다. 그 외에 위암, 식도암, 폐암, 대장암, 유방암, 자궁암 등의 각종 암 질환들과 치매 등도 운동으로 극복될 수 있다고 다수의 연구 논문들이 입증하고 있다.

내가 한 가지 다행으로 생각하는 점은, 요새는 건강검진이 의무화되어 있다는 사실이다. 검진 내용 중에 운동 부족 여부도 체크해서 결과통지서에 짧게나마 운동의 필요 여부에 대한 소견을 명시해 주기 때문에 운동의 필요성에 대해 다시금 일깨워준다. 물론 그 조언대로 따르느냐 안 따르느냐는 개인마다 다르겠지만, 그래도 아무것도 없는 것보다는 의사의 소견이 한마디라도 있는 것이 건강을 유지하는 데 도움이 될 것이다.

만성피로, 우울, 스트레스 등 무기력을 이기는 방법

운동이 부족한 상태로 나이를 먹으면 생활 체력이 떨어지게 되고, 이는 만성피로로 이어져 무기력감이 증가하는 경우도 많다. 특히 남성의 경우에는 남성 호르몬인 테스토스테론 레벨에도 추가적인 작용을 하게 된다. 연구에 의하면 남성의 나이가 35세가 지나면 이 테스토스테론 레벨이 1년에 0.2%에서 2.5%씩 자연적으로 감소한다고 한다.

테스토스테론 수치가 떨어지면 여러 가지 변화가 생기는데 그중 몇 가지를 보면, 몸에 체지방이 증가하기 쉬워지고(특히 건강을 위협하는 복부지방이 증가하기 쉬워진다), 근육량이 낮아지며, 몸의 전반적인 에너지가 줄어들고, 성욕이 낮아진다. 여기에 부족한 운동과 불균형한 영양 섭취가 결합되면, 테스토스테론이 여성 호르몬인 에스트로겐으로 일부 전환되고 스트레스 호르몬인 코르티솔이 증가하여 의욕 부진과 우울감 증가로 이어질 수 있다(코르티솔은 신체 활동에 필수적인 호르몬이지만 필요 이상 과다 분비 시 스트레스를 가중시킨다).

또한 이러한 신체적 영향 외에도 나이가 들어간다는 사실을 인식함으로써 순전히 정신적인 문제로 인해 무기력감이 올 수도 있다. '내가 이제 나이가 들면서 점점 몸도 말을 듣지 않고 예전 같지 않구나'하는 생각과 함께 실망감이 반복되면 점점 자신감이 떨어지게 되고, 우울감, 불안감과 스트레스 증가, 불면증 등으로 연결되는 것이다.

수면장애를 가진 사람들에게 운동은 가장 좋은 치료 방법 중의 하나다. 2005년의 한 연구에 따르면 운동을 한 사람은 보다 숙면을 취한 것으로 나타났는데, 1주일에 150분 이상 운동을 한 사람은 숙면을 더 잘 취했을 뿐만 아니라 일과 중에도 맑은 정신을 유지한 것으로 나타났다. 트레이너인 로라 윌리엄스Laura Williams는 운동을 하는 사람의 뇌에 혈액 공급이 보다 활발하기 때문인 것으로 분석했다. 이는 운동이 우리의 신체 건강뿐만 아니라 정신건강에도 영향을 미친다는 것을 보여준다.

스트레스는 우리의 건강을 악화시키는 주범 중 하나다. 오랫동안 스트레스에 노출되면 우리의 몸은 코르티솔을 과도하게 분비하여 건강에 다양한 악영향을 미친다. 집중력을 저하시켜 일의 능률을 감소하게 하고 심한 피로감을 느끼게 하여 모든 일에 심리적·생리적으로 부정적인 영향을 준다. 생리적인 면에서는 면역체계를 약화시켜 질병에 대한 신체의 저항력을 떨어트려 고혈압, 뇌졸중, 당뇨병, 심장질환, 위궤양 등의 발생 위험을 높인다. 심리적으로는 항상 불안하고 긴장감을 가지게 만들어 자신감도 떨어트린다.

그리고 스트레스를 극복하는 가장 좋은 방법이 바로 운동이다. 운동을 하면 뇌에서 신경전달 물질인 도파민의 분비가 증가한다. 도파민은 몸이 즐거움을 느끼게 하는 역할을 한다. 또한 엔도르핀의 분비가 증가하여 행복감을 느끼게 한다. 운동은 이와 같은 호르몬을 증가시켜 정서적으로 안정되도록 돕는다. 운동을 통해 성취 경험이 쌓이면 자기 조절 능력이 향상되고, 신체 활동에 대한 자신감으로 이어진다. 우울증을 완화하거나 없애주고, 행복감과 만족감, 자신감을 높여준다. 이를 위해서는 규칙적이고 지속적으로 운동을 해야 한다.

무기력한 몸에
활력을 불어넣는 방법

　노화가 시작되어 몸이 이전 같지 않다고 해서 너무 걱정할 필요는 없다. 우리에겐 운동이라는 좋은 해결책이 있기 때문이다. 어렸을 때부터 꾸준히 운동을 한 사람은 생각보다 그리 많지 않다. 대부분은 성인이 된 이후, 즉 어떤 사람은 20대에 시작했거나 30대 혹은 그 이후에 운동을 시작한 사람이다. 지금 너무나 건강해 보이고 젊어 보이는 어떤 운동맨이 내 앞에 있다 하더라도, 그 또한 무기력하고 약했던 때가 그리 오랜 일이 아닐 수도 있다는 얘기다. 지금이라도 당장 시작하면 내 건강을 지킬 수 있다.

　나는 어렸을 때부터 나가서 애들과 뛰어놀기보다는 집에 틀어박혀서, 주로 누워서 만화책을 포함한 여러 가지 책을 읽는 것을 좋아했었다. 학교 들어가기 전에도 그랬고 이후에도 마찬가지였다. 나가 노는 걸 굳이 딱히 싫어한 것은 아니었지만 글을 어려서부터 읽을 수 있게 되어서 읽는 것 자체에 재미를 느끼다 보니, 자연스럽게 나가서 노는 건 뒷전이 되었던 것 같다. 하지만 몸을 워낙 안 움직이다 보니 신체 발달이 늦고 운동 신경이 매우 좋지 않아서 학교 체육 점수는 늘 최하위였다. 어릴 적 내게는 학교 체육시간에 몸을 조금 움직이는 게 그나마 유일한 신체 활동이었다.

그렇게 운동하고는 담을 쌓고 자라다 보니 공부는 잘한다는 소리를 항상 들었었지만, 체력도 매우 허약하고 외견을 봐도 180센티 키에 59킬로밖에 체중이 안 나가니 (대학 생활 내내 이 수치를 유지했다) 너무 말라 보이고 영 볼품이 없었다. 게다가 신체적으로 부실한 탓인지 자신감이 부족했다.

이런 내가 변하게 된 결정적인 계기는 군대에서의 일이었다. 내 후임 중에 한 명이 운동 기구들을 만들어서 일과 후에 개인적으로 운동을 시작했는데, 알고 보니 그 친구는 부산에서 헬스장 관장을 하다가 입대한 케이스였던 것이다.

지금 생각하면 좀 황당하기도 한 일이었다. 지금은 부대 내에 헬스를 할 수 있는 곳이 마련되어 있다고 하지만, 1994년 당시 아무것도 없는 전방 부대에서 그 후임병은 나무를 직접 톱질하고 망치질해서 벤치를 만들고(누웠을 때 등이 배기지 말라고 장판도 잘라서 붙였었다), 세숫대야에 콘크리트를 부어 굳혀서 바벨에 꽂을 중량 원판 비슷한 걸 만들기도 했다. 철봉을 꽂으려면 구멍이 있어야 하니까 콘크리트를 굳힐 때 세숫대야 가운데에 두루마리 휴지 심을 한 개 세웠던 것으로 기억한다. 그리고 철봉은 만들 방법이 없어서 적당히 구해온 걸 사용했다.

그런 것들로 매일 일과 후에 으쌰으쌰 혼자 운동을 하는 후임병에게 내가 어느 날 한마디 던졌다. 내게 운동하는 방법을 가르쳐달라고, 같이 하자고. 그렇게 호기심에 시작된 운동은 내가 제대할 때까지 1년 동안 지속했고, 내가 제대할 때는 79킬로가 되었다. 무려 20킬로나 늘어서 이제야 좀 정상적인 체형이 된 것이다.

그러고 나서 얻은 긍정적인 영향은 한두 가지가 아니다. 우선 신체가 힘 있게 기능하니까 그 자체로 자신감이 생겼다. 소심하던 움직임이 바뀌어서 뭘 들어올릴 때에도 자신 있게 들어 올리고, 걸음걸이도 바뀌어서 자신 있게 발을 쭉쭉 뻗으며 걸었다. 그리고 마르고 빈약해 보이던 몸의 체형이 바뀌니까 외모에서도 자신감이 생겼다. 공부는 좀 잘하지만 몸은 비리비리한 '범생이' 스타일이 나의 아이덴티티였는데, 거기에 '몸'도 좋다는 장점이 추가된 것이다. 이런 자신감 넘치고 긍정적인 태도는 이후 내가 하는 모든 일에 플러스 요인이 되었다.

건강을 살 수는 없어도
저축은 할 수 있다

운동을 지속시키는 동기부여

운동을 평소에 하지 않던 사람일수록 오히려 시작 후 효과는 큰 편이다. 근력과 체력이 증가하고 피로도가 감소하고 기분이 상쾌해지는 등의 변화를 조금씩 느끼게 되면 점진적으로 운동을 더 열심히 하게 되고, 이러한 선순환이 반복되면서 신체뿐 아니라 마인드도 긍정적으로 변하게 된다. 나도 아프지 않고 다시 삶을 활기차게 살 수 있다는 자신감을 가지게 되는 것이다. 아침에 일어나면 오늘 하루 동안 또 어떻게 각종 불편함을 극복할 것인가가 아니라 오늘 하루를 어떻게 새롭게 즐길 것인가 하는 마음가짐으로 바뀔 것이다.

이러한 선순환은 운동에 재미를 느끼게 하여 일시적인 것이 아니라 운동을 계속하게 만드는 동기로 작용하게 된다. 나중에는 이 좋은 운동을 혼자만 알고 한다는 게 아까워서, 주변의 운동을 하지 않는 지인들에게도 전파를 하는 경우가 허다하다. 내 경우는 결국 운동 유튜버가 되었으며, 최근에는 레슨 문의까지 들어오는 상황이다. 운동을 함으로써 자체적으로 발생하는 이러한 선순환이 운동을 중단하지 않고 지속하게 해준다.

반짝 운동해서 잠깐 건강해졌다가 이전과 같이 몸이 도로 망가지면 의미가 없다. 우리는 이 백세 시대의 중년으로서 앞으로 살아갈 날이 많은 만큼, 체력을 갖춘 건강한 몸을 만드는 것 이상으로 그 몸을 유지하는 것이 중요하다. 따라서 우리가 어떤 루틴의 운동을 하고 어떤 식단에 맞춰서 식사를 하든 간에 그것이 짧은 시간에 그치는 것이 아니라 평생을 지속할 수 있는 습관 내지는 생활의 일부로 만들어야 한다는 얘기다.

물론 운동과 식단의 내용 자체는 건강 발전 단계에 따라 계속 바꿔 나갈 수도 있지만, 단기간 하드 트레이닝을 하고 그 이후로는 운동을 하지 않는다면 우리에게 아무런 소용이 없을 것이다. 대신 올바른 운동 프로그램을 잘 따라가기만 한다면 운동을 꾸준히 계속하게 되는 정도가 아니라, 나중에는 설사 누가 와서 하지 말라고 말려도 스스로 하게 된다. 하지만 운동이 내 삶의 한 영역을 차지하기까지는 많은 노력이 필요하다. 특히나 운동을 처음 하거나 오랫동안 하지 않았던 사람이라면 운동을 하는 순간순간이 매우 괴로운 시간이 될 수 있기 때문이다.

운동을 습관화하기 위해서는 우선 내게 맞는 적당한 운동으로 시작해야 한다. 10kg도 들지 못하는 사람이 30kg을 들려고 하면 실패할 것은 불 보듯 뻔하다. 그리고 실패하면 자신감도 떨어지고 운동에 흥미를 잃기 십상이다.

우선은 가벼운 운동부터 시작해서 성취감을 느끼고 점점 고난이도의 운동으로 바꿔 갈 때 자신의 신체적 변화를 느끼면서 자신감도 생기게 된다. 이처럼 몸과 마음 모든 면에서 성장을 이룸으로써 운동의 필요성을 절실하게 느끼면 그 다음부터는 하지 말라고 말려도 운동을 지속하게 된다. 운동 습관을 몸에 배게 만들고 싶다면 조바심을 가지지 말고, 쉬운 것부터 차근차근 시작하자.

약으로는 채울 수 없는 건강의 절대 요소

젊었을 때는 앞만 보고 달리며 정신없이 바쁘게 살면서 건강을 챙기지 못한 경우가 많다. 건강을 2순위, 3순위로 미루며 살다 보면 어느새 다들 중년이 되어 있을 것이다. 40대도 지나고 이제 몸의 기능이 확연히 떨어지는 50대 정도 되면 그제서야 비로소 건강에 관심을 두기 시작한다.

특히 돈을 많이 벌어 놓아서 남들이 보기에는 부러울 것 없어 보이는 사람이지만 젊을 때 건강 관리를 제대로 못한 사람들은 백이면 백, 다른 건강한 또래들을 가장 부러워하게 된다. 그래서 벌어 놓은 돈으로 건강에 많은 투자를 하게 된다. 주로 여러 가지 형태의 건강 보조 식품—객관적으로 인정을 받은 제품과 그렇지 않은 소위 '야매' 제품들을 모두 포함한다—과 각종 합법적/불법적 의료 시술 등이다.

이러한 방법들은 효과를 볼 수도 있고 못 볼 수도 있지만, 이 방법들로도 해결되지 않는 영역이 하나 있으니 바로 근육량이다. 근육량이 많아야 나이를 먹어도 생활 동작들을 쉽게 유지할 수 있을 뿐 아니라, 기초 대사량이 올라가서 전반적인 생명 활동 자체가 활발해지고, 혈액순환을 촉진하며, 체지방을 연소하는 등 다른 방법으로는 얻지 못하는 효과들을 누리게 된다.

문제는 이 근육량은 나이를 먹으면서 자연적으로 감소한다는 것이다. 이는 약으로는 해결할 수 없는 영역으로, 아직까지는 운동이 아닌 다른 인공적이거나 의학적인 방법으로 근육량을 늘리거나 유지할 수 있는 방법은 알려진 바가 없다. 그렇기 때문에 우리는 반드시 운동을 해야만 한다. 건강을 유지하는 데 있어서 운동은 무엇으로도 대체할 수 없다는 것을 우리는 알아야 한다. 중국의 진시황이 그렇게 찾던 불로초는 다름이 아니라 바로 운동이었던 것이다.

노년에 누워서 지내지 않으려면 미리 근육 총량을 늘려야 한다

근육에 대한 이야기를 좀 더 해보자. 근육은 돈과 비슷한 점이 있다. 돈을 벌면 그때그때 쓰며 즐기는 걸 좋아하는 사람이 있고, 반대로 쓰지 않고 통장에 고이 모으는 걸 좋아하는 사람이 있다. 하지만 이전에는 어느 쪽을 선호했든 간에 나이가 들다 보면, 힘들게 번 돈을 금방 써 버리기보다는 모으는 경향으로 바뀌는 경우가 많다. 실제로는 많이 모으지 못하더라도, 쓰지 않고 모으는 노력을 하게 된다는 것이다.

젊을 때 아낌없이 돈을 쓰는 이유는 지금 버는 것만큼 또는 그 이상으로 앞으로도 계속 돈을 벌 수 있다고 생각해서 지금 가진 돈을 좀 써도 큰 문제가 없다고 여기기 때문이다. 그러나 점차 나이를 먹을수록, 내가 언제까지나 돈을 벌 수는 없다는 생각을 하게 되어 나이가 들수록 돈을 안 쓰고 모으려는 성향이 점차 증가한다.

완전히 같다고는 할 수 없지만, 근육도 돈과 비슷하다. 젊을 때는 돈을 계속 버니까, 돈이 줄지가 않으니까 굳이 모으지 않고 써 버리는 것처럼 근육도 마찬가지로 따로 운동을 하지 않아도 사는 데 문제가 생길 정도로 근육이 줄지가 않으니까, 굳이 관심을 가지고 근육을 모으려고 하지 않는다. 지금 이상으로 근육을 발달시키려고 하지 않는다.

하지만 문제는 나이를 먹으면 자연적으로 근 감소가 시작된다는 사실이다. 젊을 때는 나한테 닥치지 않았으니 아직 그걸 모르는 거다. 돈의 경우는 사실, 젊을 때 많이 모아 놓는 게 좋겠지만, 좀 힘들 수는 있어도 나이가 많다고 해서 돈을 버는 게 불가능한 건 아니다. 자영업을 시작한다든가, 주식이나 부동산 투자 등 돈을 벌 수 있는 다양한 방법들이 있다. 그러나 근육은 그게 불가능하다. 나이를 먹을수록 근육을 벌기가 기하급수적으로 힘들어진다.

한번 생각을 해보자. 40대 정도까지는 그렇게 티가 안 난다고 치고, 50대 중에서 근육이 좋은 사람이 주변에 얼마나 있는가? 그리고 60대, 70대, 80대

중에 튼튼하고 멋진 근육을 유지하고 있는 사람이 있는지 쭉 한번 내 주변 사람들을 나이순으로 떠올려 보자. 80대인데 팔다리가 두꺼운 사람이 상상이 되는가? 아마도 잘 상상이 안 될 것이다. 왜냐하면 그런 사람이 우리 주변에 없기 때문이다.

나이가 들면 근섬유가 위축되고 근육의 기능이 서서히 떨어진다. 근육은 40대부터 매년 1%씩 줄어들며, 70대 이하는 약 25%, 80대 이상은 약 40%가 근육이 줄어드는 근감소증을 앓는다고 한다. 노화로 인해 근육이 줄어들고 근력이 없어지면 쉽게 넘어지고 면역력도 약해져 질병에 걸리기도 쉬워진다. 근육은 나이가 들수록 더 빨리 소실되기 때문에 나중에는 운동을 해도 근육을 유지할 수 없다. 그래서 한 살이라도 적을 때 근육의 총량을 늘려놔야 하는 것이다.

근육의 총량을 늘린다는 걸 너무 어렵게 생각할 필요는 없다. 웨이트 운동으로 몸을 보디빌더처럼 만들어야 한다는 게 아니라 (물론 그 수준에 있는 분들은 웨이트 운동을 할 수도 있지만) 맨몸 운동 수준 정도의 운동에도 근육 강화 기능이 분명히 있으니까 적절한 운동을 통해 건강하게 살아가는 데 필요한 최소한의 근육을 만들어놓자는 것이다. 이렇게 조금이라도 더 근육을 적립해둬야만 나중에 늙어서 근육이 감소하기만 할 때도 최대한 건강하게 살 수 있다.

백세까지 산다고 해도 누운 자리에서 꼼짝도 못하고 골골거리며 살아야 한다면, 그건 살아도 사는 게 아닐 것이다. 오히려 늘어난 수명이 저주가 될 수도 있다. 나이가 들어서도 건강하게 살고 싶은가? 그렇다면 늦었다고 생각하지 말고 지금부터라도 근육을 적립해야 한다. 60대보다는 50대에, 50대보다는 40대에 운동을 하는 것이 효과도 더 좋다. 조금이라도 더 젊었을 때 운동을 시작하자.

돈 같은 경우는 사람에 따라서는 초연하게 살 수도 있다. 그러나 건강은 돈과 달리 선택이 아닌 필수다. 다소 가난한 걸 선호하는 사람은 있더라도 건강을 잃고 끙끙거리며 살고 싶은 사람은 없을 것이다.

깊은 산 속에 있는 절에서 수행을 하고 있는 고승이라고 해도(참고로 난 40살 때쯤에 나름대로 세상사를 다 졸업한 것 같은 생각이 들어서 절에 들어갈까 하는 생각을 했었다) 아픈 몸으로 살고 싶다 하는 분은 없다. 오히려 그런 마음의 수행을 하는 분들이 더욱 몸의 건강을 귀하고 중요하게 여긴다.

동호회에 가입하는 것도 도움이 된다

운동의 필요성을 알려주는 말들이 세상에 넘쳐나고, 이를 항상 듣다 보면 자신도 운동을 시작해야겠다는 생각을 하는 경우가 많지만, 문제는 생각만 할 뿐 실천으로 이어지지 않는다는 점이다. 자신만의 의지로 운동을 실천하지 못하는 사람에게 좋은 방법 중 하나가 동호회 등 운동 그룹에 가입하는 것이다. 일단 그룹에 소속이 되고 나면 단체의 움직임이라는 특성상 자신의 개인적인 나태함이나 머뭇거림을 극복하기가 쉬워진다. 따라서 동호회 가입도 고려해 보면 좋다. 이의 구체적인 예로 내 개인적인 경험을 소개하고 싶다.

나는 어렸을 때 밖에서 뛰어놀지 않고 주로 집에서 조용히 시간을 보내는 것을 좋아했었다가 이십대 중반에 들어서야 군대에서 처음으로 제대로 근육 운동을 접하게 됐었다고 언급한 바 있다. 신체 활동은 학교 체육시간에 억지로 했던 것이 전부였으니 체육 점수도 바닥을 쳤다.

따라서 그나마 이십대 후반에 접한 웨이트 운동이나 맨몸 운동 등을 제외한 다른 운동들, 특히 축구나 야구 등의 구기 종목들에 대한 경험이 전무했기에 지금까지도 빵점일 수밖에 없다. 그러던 내게 어느 날 좋은 생각이 떠올랐다. 내가 졸업한 용산고등학교는 농구 명문 고등학교로, 농구 황제라고까지 불린 허재 선수 등 많은 농구 스타들을 배출한 바 있다. 농구부가 강하다 보니 농구부 외의 학생들도 농구에 관심이 많아서 졸업생들의 주말 농구 모임도 기수 별로 있다.

이 나이에 농구를 전혀 못하는 상태에서 지인이 전혀 없는 일반 동호회에 가입하는 건 좀 그렇지만(그렇다. 농구도 예외는 아니었다. 나는 해본 적이 거의 없다!), '같은 동기 농구 모임이라면 나를 받아 주고 농구도 가르쳐주지 않을까?' 하는 생각을 하게 되었다. 아는 친구들은 한두 명밖에 없었지만 용기를 내서 가입을 해봤다.

나이 오십이 넘어서 농구를 새로 배운다는 것은, 그것도 구기운동 경험이 전혀 없는 내가 농구를 배운다는 것은 물론 만만한 것은 아니었다. 팀원들의 움직임을 살펴야 하고, 공도 잘 다뤄야 하며, 갑자기 전력 질주도 해야 하는 등 어느 것 하나 만만한 것이 없었고 실력이 빨리 늘지도 않았다. 하지만 그 와중에서 분명히 느낀 것이 하나 있었다.

내가 실력이 늘고 안 늘고는 둘째 치더라도, 여러 회원들 사이에 끼어서 어떻게든 달리고 소리 지르면서 땀을 흘리며 두 시간을 보내면, 샤워하면서 엄청난 상쾌함이 느껴지더라는 것이다. 이건 등산, 축구, 야구, 배드민턴, 탁구 등 어떤 종목이건 이미 동호회를 하고 있는 분들은 다 동감할 것이다.

내가 했던 것처럼 동기 모임이 아니라도, 요새는 포털이나 SNS 등에 운동 동호회가 많고 가입 절차도 어렵지 않게 잘 구성되어 있다. 나이대별로 특화된 경우도 있고, 그렇지 않더라도 동호회 내에 나이가 좀 있거나 초보 수준의 소그룹이 따로 형성되어 있는 경우도 많다. 따라서 운동 경험이 없거나 나이가 많다고 주저할 필요는 없다.

처음에 가입을 하려면 좀 어색할 수도 있고 약간 용기를 내야 할지도 모르겠다. 그러나 이 책을 산 당신은, 이미 안 하던 것을 해보려는 용기를 낸 사람이다. '내가 잘할 수 있을까? 적응을 못하지는 않을까' 하는 걱정부터 하지 말고 우선 가입을 해보자. 일단 들어가서 동호회의 프로그램대로 여럿이서 같이 부대끼며 움직이다 보면, 늘어난 새로운 신체 동작과 활동량에서 좋은 효과를 느끼게 될 것이다.

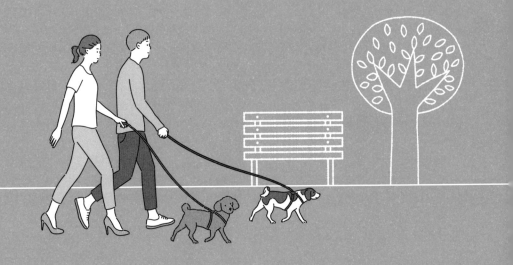

2장

약해진 관절에는
단단한 근육 지지대를 세워주세요

100세까지 건강하게 살기 위한
맨몸 운동

운동의 필요성에 대해서는 충분히 전달이 되었을 것으로 생각한다. 운동의 필요성은 느꼈더라도 운동을 멀리했던 사람이라면 어떤 운동을 해야 하는지 모를 수 있다. 건강 검진 때마다 일주일에 숨이 찰 정도의 운동을 몇 번이나 하냐고 수도 없이 질문을 받아왔을 것이다. 그리고 나중에 받아본 결과통지서에 적혀 있던 '운동을 하세요'라는 조언. 숨이 찰 정도의 운동을 하라는 건 대체 뭘 어떻게 하라는 걸까? 무작정 달리기를 하거나 무거운 덤벨을 들면 되는 것일까? 아니다. 젊었을 때라도 효과적인 운동 방법이 따로 있다. 더욱이 40대 이후라면 20대가 하는 운동을 똑같이 하려고 하면 부상의 위험이 있기 때문에 나이대에 맞는 운동을 해야 한다. (단, 이는 실제 나이가 아닌 신체 나이에 따라 다르다.)

40대 이후라면 '전신 신진대사 운동'부터

어렸을 때 학교에서 맨몸 체조를 한 번씩은 다들 해봤을 것이다. 하지만 성인이 되고 나서 따로 운동을 해본 사람이 아니라면 맨몸 체조를 해본 사람은 드물 것이며, 군대, 연수회 등 단체 합숙 상황에서나 하는 정도일 것이다. 운동을 시작한다고 해도 어릴 때 접했던 맨몸 체조가 얼마나 도움이 될까 싶어서 무시하는 사람도 있을 것이다.

그러나 이는 오해다. 맨몸 동작도 제대로 하면 충분한 운동이 된다. 내가 강조하고 싶은 운동은 정확히는 '전신 신진대사 운동'이라고 하여 일반적으로 짧은 전신 복합 운동이며, 신체의 신진대사를 올리는 데 초점이 맞춰져 있고, 근력을 키우는 동시에 체지방도 연소하는 등 우리가 일반적으로 운동에서 기대하는 모든 목적들과 부합한다.

기구가 필요 없는 맨몸 운동이어서 집에서든 어디서든 할 수 있으므로 코로나19 사태 이후의 언택트 환경에도 적합하고, 관절에 가해지는 부담도 덜하다. 40대가 넘어서 운동을 시작하는 사람이라면 아무 운동이나 해서는 안 된다. 그 이유를 하나씩 알아보자.

보디빌더식 웨이트 운동을 조심하자

일반적으로 '안 하던 운동을 시작한다'라는 생각을 떠올리면, 일단 헬스장에서 중량 운동 즉, 무거운 바벨이나 덤벨 등을 사용하여 근력을 증가시키는 웨이트 운동을 가장 먼저 떠올릴 것이다. 특히 예전에 젊었을 때 웨이트 운동을 했었다가 나이를 먹고 다시 운동을 시작한 경우라면 더더욱 예전에 본인이 했던 보디빌더식 웨이트 운동을 하려고 하는 사람이 대부분이다. 보디빌더식 웨이트 운동이라고 하면 보통은 세분화된 분할 프로그램을 말하는데, 중량 운동을 하더라도 예를 들어 오늘은 가슴 운동을 하고 내일은 다리 운동을 하고 그 다음 날은 등 운동을 하는 식이다.

물론 웨이트 운동은 좋은 운동이지만, 웨이트 운동은 운동을 한참 동안 쉬었거나 전혀 안 했던 40대 이상에게는 잘 맞지 않다. 특히 그동안 살이 많이 쪄서 살을 빼는 것도 운동의 목적 중 하나라고 한다면 더욱 그러하다. 물론 나이가 있더라도 젊었을 때부터 웨이트 운동을 지속적으로 해온 사람이라면 하던 대로 보디빌더식 운동을 계속하면 되겠지만, 그렇지 않은 경우라면 적합하지 않다. 이 경우에 보디빌더식 운동이 맞지 않는 이유는 우리의 몸 상태에 비해 운동의 볼륨이 너무 많아지고, 몸이 회복할 시간이 모자라며, 그러다 보면 부상의 위험도 커지기 때문이다.

크로스핏, 파워리프팅, 장시간 유산소 운동을 조심하자

젊었을 때 운동 좀 했던 분들은 그때 운동을 했던 것만 생각해서 현재 자신의 몸이 감당할 수 없는 운동을 했다가 부상을 입는 경우가 종종 있다. 그리고 반대로 운동 경험이 없는 분들은 '난 운동을 잘 모르겠는데 피티(PT: personal training, 개인 레슨으로 운동 지도를 받는 것을 말한다)를 받는 것은 비싸니까, 요새 유행하는 크로스핏crossfit 센터로 가서 단체 수업을 받아보자. 그걸 같이 따라 하면 되지 않을까' 라는 생각을 할 수가 있다.

최근 크로스핏이 조금씩 알려지고 있는데, 크로스핏 전문이 되려고 하는 경우이거나 젊으면 모르지만, 40대 이상한테는 크로스핏 스타일의 운동은 관절이나 인대에 부담이 많이 가기 때문에 자칫 부상을 당할 수 있다. 앞서도 언급했듯이, 우리는 어떤 운동을 하더라도 잠시 하다가 끝내는 것이 아니라 지속적으로 오래 해야 하기 때문에, 크로스핏도 운동을 시작하려는 사람에게는 다소 맞지 않다고 할 수 있다. 비슷한 이유로 파워리프팅도 마찬가지다.

또한 장시간 유산소 운동도 주의해야 한다. 살을 빼기 위해 가장 많이 하는 것으로, 헬스장에 가보면 유산소 운동만 오래 하는 사람을 곧잘 볼 수 있다. 즉, 자전거나 러닝머신 위에서 아주 약한 강도로 대충 시간만 때우는 경우다. 유산소 운동도 자신이 힘들 정도로 강도를 맞춰서 해주면 효과가 있지만, 대부분은 다들 본인한테 무리가 가지 않는 저강도로 운동을 하기 때문에 실제로는 별 효과를 보기 힘든 경우가 많다.

반대로 너무 강한 강도로 오랜 시간 유산소 운동을 하게 되면, 몸이 너무 힘들다 보니까 스트레스 호르몬인 코르티솔 분비를 촉진시켜서, 테스토스테론 분비를 저하시킨다. 테스토스테론은 기본적으로 남성 호르몬이지만 여성에서도 분비되며, 분비가 저하되면 앞서 언급했던 각종 관련 부작용인 체지방 증가

(특히 복부지방 증가), 근육량 감소, 몸의 전반적인 에너지 감소, 성욕 감소 등을 야기한다. 그리고 스트레스 호르몬인 코르티솔 증가는 의욕 부진과 우울감 증가에 관련될 수 있다. 따라서 장시간 유산소 운동을 하는 것은 조심해야 한다.

부상의 위험이 적은 운동을 하자

이것도 저것도 다 하지 말라고 하면 대체 우리는 어떤 운동을 해야 할까? 바로 관절에 무리가 안 가는 전신 신진대사 운동을 짧게 해야 한다. 최근에 유튜브나 인스타그램 등의 SNS가 40대 이상에도 많이 인기인데, 이런 데서 많이 보이는 운동법들은 대부분 젊은 사람을 대상으로 하고 있다. 그래서 너무 강하게 하면 오히려 역효과를 볼 수 있으니 주의해야 한다.

신진대사는 인체가 외부로부터 섭취한 영양소들을 몸 안에서 분해하고 합성하여 몸을 구성하는 성분이나 생명 활동에 쓰는 물질과 에너지를 생성하고 필요 없는 물질은 체외로 배출하는 모든 작용을 말한다.

전신 신진대사 운동의 장점 중 하나는 제대로 하면 운동 중에만 효과를 받는 게 아니라, 신진대사를 촉진하기 때문에 운동 후 약 24시간 동안 몸이 운동 효과를 받게 된다는 것에 있다. 이는 마치 웨이트 운동을 했을 때와 비슷한 작용이다. 운동 후에도 몸의 신진대사가 활발해져 근육 형성과 체지방 분해를 돕는다.

· 시간은 10분에서 30분 정도가 적합

처음부터 너무 오래 운동하는 건 여러 가지로 바람직하지 않다. 신체의 회복도 느려지고, 지나친 운동은 오히려 스트레스를 발생시켜 코르티솔 분비가 증가할 수도 있다. 일단 한 번에 10분에서 30분 정도만 집중해서 하는 게 적당하다. 장소는 어디라도 좋다. 전신 신진대사 운동은 기구가 필요 없는 맨몸 운동으로도 가능하기 때문에 집에서도 할 수 있다. 혼자 집에서 운동하는 것이 어색하거나 다른 사람들이 운동하는 모습을 통해 자극을 받고 싶다면 헬스장에 가서 운동을 해도 좋다.

· 횟수는 일주일에 3~4번

운동 횟수는 매일 하는 것으로 계획을 잡는 것이 가장 바람직하다. 그래야 결과적으로 일주일에 3~4번 정도 할 수 있기 때문이다. 처음부터 목표를 일주일에 3~4번으로 잡으면 실제로는 1~2번도 못하는 경우가 많다. 매일 운동을 하려고 목표를 크게 잡고 한 주를 보내면 바쁜 일정 속에서도 결과적으로 일주일에 3~4번은 성공하게 될 것이고, 그 정도면 처음 운동을 시작하는 사람에게는 아주 적당하다.

· 운동은 꾸준함이 미덕

40대 이상의 운동은 운동량에 욕심을 내서 단기간에 근육을 만들려고 하기보다는 1년이고 2년이고 꾸준하게 해서 평생의 습관 내지는 생활의 일부로 만드는 것이 중요하다. 우리가 운동을 하는 목적은 체력을 갖춘 건강한 몸을 만들어서 백세 시대를 힘차게 살아가는 것이기 때문에 한 번 운동할 때의 운동량보다는 조금씩이라도 오랫동안 꾸준히 지속해야만 한다.

꾸준한 운동으로 조금씩 몸에 근육이 붙으면서 신체가 건강해지면 나중에는, 보디빌더식 웨이트 운동, 크로스핏, 파워리프팅, 장시간 유산소 운동 등도 소화해 낼 수 있는 몸 상태로 점차 바뀌게 된다.

· 운동 전 이것만은 주의하자!

구체적인 신진대사 운동의 루틴을 알아보자. 우선 개별 동작들에 대해서 익힌 후, 이들을 조합하여 운동 세트를 구성하는 순서로 진행하겠다.

다음의 각 동작들 모두에 적용되는 내용을 하나 미리 언급하겠다. 어느 동작이든 직접 해봤을 때 통증이 느껴지거나 불편하면 실시하지 말고 다른 동작을 해보도록 한다. 예를 들어 몸을 굽히는 동작을 취했을 때 통증이 느껴진다면, 그것은 이미 몸을 굽히는 동작을 하는 데 필요한 해당 관절이나 근육 등이 노화되었거나 부상 등으로 손상되어 있음을 의미한다. 따라서 통증이 느껴진다면 절대로 그 동작으로 운동을 하지 말고, 왜 통증을 느끼는지 병원에 가서 진단을 받아보도록 한다. 일시적인 부상이면 치료를 받으면 되겠지만, 만약 노화 등으로 이미 관절이나 근육이 퇴화한 경우면 해당 동작은 앞으로도 하지 않는 것이 좋다.

만약 아직 나이가 어린 사람의 경우에는 단순히 동작이 몸에 익숙하지 않기 때문일 수도 있다. 그래서 해당 동작을 정확한 자세로 계속 반복하면 문제 없이 잘되는 경우가 많다. 그러나 40대 이상의 비교적 나이가 있는 사람이 '하다 보면 되겠거니' 하고 통증이 느껴지거나 자세가 불편한데도 해당 운동을 반복하면 부상으로 이어질 수 있기 때문에 반드시 주의해야 한다.

여기서 중요한 사실 하나! 이 말은 달리 하자면, 지금은 어떤 동작을 할 수 있다고 해도 그 동작을 반복적으로 실행하여 해당 부위를 강화시키지 않으면, 언젠가는 해당 부위가 차츰 노화되고 약해져서 그 동작을 못하게 되는 날이 더 빨리 올 수 있다는 얘기다. 따라서 지금 내가 할 수 있는 동작이라고 안심하지 말고 꾸준하게 운동을 하자. 그렇지 않으면 그 사용하지 않는 부위의 근육의 노화가 더욱 빨리 온다.

운동 전엔 반드시 스트레칭을 하자

본격적으로 운동을 시작하기 전에 내 몸을 준비시키고 부상을 방지하기 위해서는 스트레칭을 실행해야 한다. 신진대사 운동 전에도 반드시 스트레칭을 하도록 하자.

이제는 운동을 하는 인구도 많이 늘어나면서 운동 전 스트레칭에 대한 중요성을 인식하고 있는 사람도 많지만, '중량 운동 정도 되어야 사전 스트레칭이 필요한 것 아닌가? 맨몸 운동은 생략해도 되지 않나'라고 생각하는 이들도 있다. 물론 사전 스트레칭이 필요한 정도를 상대적으로 비교하자면 근육의 피로도가 더 높은 중량 운동을 할 때 더 중요하다고 할 수 있다. 그리고 나이와 몸 상태 등에 따라서는 여기서 다룰 맨몸 운동(전신 신진대사 운동) 정도는 바로 진행하면서 스트레칭 효과도 겸할 수 있는 사람도 있을 것이다.

그러나 누가 만약 그런 상태의 몸이라 하더라도 나이를 먹을수록 유연성이 점점 줄어들기 때문에, 사전 스트레칭 없이 운동을 오래 하다 보면 언젠가 부상을 당할 위험에 노출되게 된다. 그러므로 아예 처음부터 사전 스트레칭을 항상 하는 습관을 들이자. 특히 40대 이상에게는 필수라고 할 것이다.

〈기초적인 운동 전 스트레칭 루틴〉

각 동작별로 10초 정도씩 실시한다. 시계가 없어도 속으로 열까지 세면 된다. 시간의 여유가 있을 때는 20~30초 정도로 늘려도 좋다.

· 상체 스트레칭

먼저 서서 하는 상체 스트레칭을 실시한다.

① 양손 깍지 끼고 머리 위로 쭉 뻗기

양손을 깍지 끼고, 하늘을 향해 들어 올려 양 손바닥이 하늘을 향하게 한다.

그 상태에서 양팔이 귀 옆에 오도록 하고 팔을 최대한 하늘을 향해 쭉 편다(양팔과 등 근육, 상체 전반이 스트레칭 된다).

② 한쪽 팔 머리 위로 구부리고 반대쪽 팔로 눌러주기(좌, 우)

①번 상태에서 왼쪽 상박을 오른손을 사용하여 오른쪽으로 당긴다. 왼쪽 팔꿈치는 자연스럽게 구부러지게 된다. 그다음으로는 오른쪽 상박을 왼손을 사용하여 왼쪽으로 당긴다. 오른쪽 팔꿈치는 자연스럽게 구부러지게 된다(각각 왼쪽과 오른쪽 광배근이 스트레칭 된다).

③ 한쪽 팔을 쭉 펴고 다른 쪽 팔로 당겨주기(좌, 우)

왼쪽 상박이 왼쪽 가슴에 닿게 하고, 오른손을 사용하여 왼쪽 상박을 가슴 쪽으로 눌러 준다. 오른쪽도 왼쪽과 동일하게 스트레칭한다(각각 왼쪽과 오른쪽 어깨 바깥쪽이 스트레칭 된다).

④ 한쪽 팔 앞으로 뻗고 손바닥 몸 안쪽으로 당기기(좌, 우)

왼쪽 팔을 몸 앞쪽으로 뻗고, 손바닥은 하늘 방향으로 향한다. 오른손을 사용하여 왼손의 네 손가락(검지부터 소지까지)을 몸 안쪽 방향으로 당긴다(왼쪽 이두근과 전완근이 스트레칭 된다). 오른쪽 팔도 동일하게 실시한다(오른쪽 이두근과 전완근이 스트레칭 된다).

⑤ **양손 등 뒤로 맞잡고 쭉 뻗기**

양손을 엉덩이 뒤에서 맞잡는다. 양팔을 곧게 펴면서, 양쪽 견갑골을 모아준다(양어깨를 뒤로 보낸다고 생각하면 된다). 가슴은 펴면서 앞으로 쭉 내민다(주로 가슴 근육 스트레칭이며, 양팔 근육도 스트레칭 된다).

⑥ **양손으로 무릎 잡고 상체 비틀기**(좌, 우)

양발을 넓게 벌리고 선 상태에서 양발의 각도를 바깥으로 벌린다. 양손은 양 무릎에 위치시키고, 그대로 양 무릎을 굽혀서 상체를 낮춘다.

왼쪽 어깨를 앞으로 내밀면서 상체의 체중을 쭉 편 왼팔을 통해 왼쪽 무릎에 싣는다. 그러면서 쭉 편 왼팔을 살짝 안으로 돌려준다. 오른쪽도 동일하게 스트레칭한다(각각 왼쪽 어깨와 오른쪽 어깨 근육이 스트레칭 된다).

· **하체 스트레칭**

바닥에 누워서 진행하는 하체 스트레칭을 실시한다.

⑦ **한쪽 무릎 굽혀서 가슴쪽으로 당겨주기**(좌, 우)

바닥에 누운 자세에서 왼쪽 무릎을 굽혀서 가슴에 최대한 가깝게 가져온다. 양손으로 왼쪽 무릎을 가슴 쪽으로 꾹 눌러준다. 동시에 오른쪽 다리는 쭉 편다. 처음 자세로 돌아온 후 오른쪽도 동일하게 실시한다(허벅지 앞쪽 근육 즉 대퇴사두근이 스트레칭 된다).

⑧ 한 손으로 한쪽 무릎 잡고 바닥으로 눌러주기(좌, 우)

바닥에 누운 자세에서 오른쪽 무릎을 굽힌다. 왼손으로 오른쪽 무릎을 잡고 왼쪽으로 돌려 바닥 쪽으로 눌러준다. 왼쪽 다리는 쭉 편 상태를 유지하며, 상체는 최대한 움직이지 않고 등이 바닥에 붙은 상태를 유지한다. 오른팔은 오른쪽 옆으로 쭉 편다. 반대도 동일하게 실시한다(허벅지 옆쪽이 스트레칭 된다).

⑨ 양다리 쭉 편 상태에서 한쪽 다리만 상체 쪽으로 잡아당기기(좌, 우)

왼쪽 다리를 양손을 사용하여 상체 쪽으로 최대한 잡아당긴다. 이때 왼쪽 다리를 최대한 펴 주면 좋은데 그러려면 양손의 다리를 잡는 위치는 허벅지보다는 종아리, 종아리보다는 발목 쪽을 잡는 것이 좋다. 그러나 자세가 어려운 경우에는 허벅지를 잡고 당긴다(왼쪽 다리가 펴지는 정도는 완전히 펴는 것과 전혀 못 펴고 많이 구부러지는 것 사이에서 개인 차이가 많이 난다). 오른쪽 다리는 반드시 쭉 펴도록 한다. 반대도 동일하게 실시한다(허벅지 뒤쪽 근육 즉 햄스트링이 스트레칭 된다).

평생 넘어지지 않기 위한
하체 운동

나이가 들면서 가장 먼저 쇠약해지는 근육이 바로 하체 근육이다. 하체 근육이 약해지면 뼈와 관절에 무리가 생겨 허리, 무릎 등에서 통증이 나타난다. 우리 몸 전체 근육의 70% 이상이 몰려 있는 곳이 하체이기 때문에 건강을 지키기 위해서는 반드시 하체 운동을 통해 근육을 키워야 한다.

하체 근육이 약해지면 균형을 잃어 잘 넘어지기 쉽고 계단을 오르내리는 것이 힘들어지며, 앉았다 일어서기가 힘들어진다. 또한 혈액 순환에 문제가 생겨서 수족냉증이나 부종이 올 수도 있다. 이러한 혈액순환 장애를 비롯한 다양한 질환을 예방하기 위해서는 하체 근육 강화가 필수적이다.

· 스쿼트 squat

가장 중요한 동작 중 하나다. 지금 당신이 아무 운동도 하지 않고 있다면 더 말할 것도 없고, 골프, 등산, 배드민턴 등의 운동을 하는 사람들도 모두 맨몸 스쿼트를 시작해야 한다. 왜냐하면 맨몸 스쿼트가 가장 기본적인 하체 강화 운동이기 때문이다.

왜 하체 강화가 중요할까? 이렇게 생각하면 쉽다. 집을 짓는다고 가정해 볼 때, 모든 요소가 다 중요하겠지만 그중 특히 중요한 부분을 꼽으라면, 아무래도 최초에 땅을 다지고 기초 구조물을 세우는 과정일 것이다. 역학적으로 가장 중요하다고 하면 더 정확한 표현이다.

인간은 직립 보행을 하기 때문에 하체가 집으로 치면 기초 구조물에 해당한다. 하체가 튼튼해야만 기본적인 인간 생활 자체가 가능하다는 게 가장 중요한 점이고, 세부적인 이유를 더 보자면 다리 근육이 발달해야 신진대사도 더 올라가고, 혈액순환도 더 쉽게 이루어지는 등 하체 강화가 중요한 다양한 이유들이 존재한다. 이렇게 중요한 하체 강화. 그리고 하체 강화의 기본 운동인 맨몸 스쿼트에 대해 알아보자.

주의: 바로 앞에 기술한 '운동 전 이것만은 주의하자!'의 내용을 절대 잊지 말자. 중요한 내용이므로 스쿼트에 적용해서 다시 한번 설명하자면, 현재 이미 무릎이나 허리, 특히 무릎이 많이 아픈 분들 한테는 여기에서 기술한 형태의 일반 스쿼트를 권장하지 않는다. 단, 나이에 관계없이 현재 이상이 없는 분들은 오히려 스쿼트로 근력을 강화하여, 미래에 올 수 있는 통증을 미리 차단할 것을 추천한다. 현재 이미 통증이 심한 분들은 의사 면담 등을 통하여 별도의 방안을 마련해야 한다. 이는 스쿼트 이외에도 모든 운동에 해당되는 사항이나, 새로운 운동 때마다 매번 다시 반복 설명하지는 않도록 하겠다.

스쿼트
squat

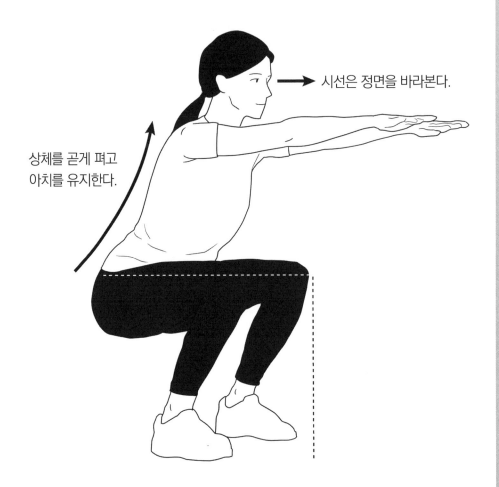

시선은 정면을 바라본다.

상체를 곧게 펴고
아치를 유지한다.

· 양발은 본인 기준 어깨너비 정도로 벌리고 11자에서 약간만 바깥쪽으로 돌린다.
앉았다가 일어설 때 무릎의 방향과 발가락의 방향이 같아야 한다.

우선 스쿼트라고 하면 보디빌딩 등에서 하는 웨이트 운동인, 바벨을 사용하는 프론트 스쿼트와 백 스쿼트를 떠올리는 경우도 많다. 하지만 여기서는 바벨을 사용하지 않는, 즉 본인의 몸무게만을 사용하는 '맨몸 스쿼트'에 대해 알아볼 것이다. 바벨을 사용하는 스쿼트와 맨몸 스쿼트 모두 사용하는 근육군은 같아서, 대퇴사두근(허벅지 앞쪽 근육), 대퇴이두근(햄스트링: 허벅지 뒤쪽 근육), 둔근(엉덩이 근육) 등 하체의 가장 큰 근육군들이 주로 사용된다. 또한 코어(허리를 뜻함) 근육인 복근(배 근육), 기립근(허리 뒤쪽 근육) 등도 같이 사용된다.

맨몸 스쿼트는 의자 등을 사용하지 않고 아무 기구도 없는 상태로 제자리에서 앉았다가 일어나기를 반복하는 운동이다. 한 번 앉았다가 일어나는 것까지를 1회로 본다.

스쿼트에서 가장 중요한 점은 앉았다가 일어나는 과정에서 상체는 허리를 굽히지 않고 꼿꼿이 세워야 한다는 점이다. 특히 일어났을 때는 평소에 똑바로 선 자세 즉, 상체 각도가 바닥에서 90도를 이루는 자세가 되어야 하고, 앉았을 때는 앉는 과정 자체의 역학적인 이유로 상체가 90도가 될 수는 없지만 그래도 상체를 앞으로 숙이지 않고 최대한 세우는 느낌으로 앉아야 한다.

혹시 중량 운동인 백 스쿼트를 해본 사람의 경우에는 오히려 맨몸 스쿼트를 할 때 헷갈릴 수가 있다. 왜냐하면 백 스쿼트는 바벨을 어깨에 짊어지고 실시하기 때문에 일어났을 때도 역학적으로 상체가 수직으로 세워져 있을 수는 없다. 본인이 상체를 똑바로 세웠다고 느껴도 옆에서 보면 살짝 앞으로 숙여져 있게 된다. 그래서 백 스쿼트를 하던 사람은 맨몸 스쿼트를 할 때도 일어날 때 상체를 살짝 앞으로 숙이는 자세를 취하는 경우가 있는데, 맨몸 스쿼트를 할 때는 반드시 90도로 상체를 똑바로 다 세워야 한다.

다음으로 운동 시작 전에 잡아야 할 자세 포인트는 양발의 넓이, 발의 모양, 그리고 무릎의 방향이다. 양발의 넓이는 좁게 하는 방법, 넓게 하는 방법 등 다양한 방법들과 장단점이 존재하지만 일단 가장 기본적인 시작 방법은 발꿈치 기준으로 본인의 어깨너비 정도로 하는 것이다. 단, 이는 남성의 경우이고 여성은 대체로 어깨가 좁기 때문에 어깨너비 대신 골반 넓이 정도로 시작하는 것이 무난하다. 여기서 제시하는 방법은 맨몸 스쿼트를 처음 할 때 어떤 시작 방법이 필요하기 때문에 일반적인 시작 방법을 제시한 것일 뿐이고, 개인마다 체형, 다리 길이와 유연성 등 조건이 상이하기 때문에 실제 맨몸 스쿼트 동작을 해보면서 본인이 편한 발 간격을 찾는 것이 좋다.

발의 모양도 여러 가지 방법이 존재하지만 가장 기본적인 방법은 양발을 11자에서 약간만 바깥쪽으로 발가락 방향을 돌려주면 자연스러운 스탠스가 된다. 그리고 앉았다가 일어나는 동작 중의 무릎의 방향은 발가락 방향과 같아야 한다. 무릎과 발가락의 방향이 다르면 관절에 무리가 가서 부상의 원인이 될 수 있기 때문이다.

이 내용을 좀 구체적으로 보자면, 동작 시에 무릎이 안쪽으로 말리지 않게 하라는 얘기다. 반대로 무릎이 발가락보다 바깥쪽으로 향하게 하는 건 일부러

하려고 해도 쉽지 않기 때문이다. 따라서, 무릎이 안쪽으로 말리지 않게 주의하면서 앉았다가 일어나면 된다. 그러면 무릎이 항상 발가락과 같은 방향을 유지하게 된다.

끝으로 운동 내내 긴장을 풀지 말고, 복부에 힘을 주고 진행해야 한다. 정확히는 복부와 다리에 힘을 줘야 하는데, 다리는 어차피 앉았다가 일어나려면 자연스럽게 힘이 들어가지만, 복부는 힘을 안 주고 있으면 한순간에 허리를 다치는 경우가 있다. 복부에 힘을 주고 있어야 허리를 잡아주는 효과가 나므로, 복부에 힘을 유지하자.

- '가동 범위'와 '자세'

이제 앉을 때 얼마나 깊이 앉을 것인가 하는 가동 범위를 얘기해야 하는데, 이는 개인차가 존재하여 모든 사람이 같을 수는 없다. 예를 들어 누구는 깊게 앉아도 될 것이고, 누구는 그보다 덜 앉아야 한다. 그러면 여기서부터 헷갈리기 시작한다. 상체를 세워야 한다는 둥, 무릎의 방향은 발가락 방향과 같아야 한다는 둥 어떻게 해야만 한다는 얘기를 잔뜩 하다가 갑자기 개인차가 존재한다고? 어떻게 된 것일까?

이는 '가동 범위'와 '자세'는 구분되어야 하기 때문이다. 가동 범위와 자세는 서로 전혀 다른 개념으로서, 가동 범위는 개인차가 존재해서 개인마다 가동 범위가 다를 수밖에 없지만, 자세는 어느 경우에나 지키도록 노력해야 하는 개

넘이다.

즉 맨몸 스쿼트에서 가장 중요한 포인트는 앉았다가 일어나는 과정에서 상체를 숙이지 말고 상체를 언제나 최대한 꼿꼿이 세워야 한다는 점이라고 앞에서 이미 언급했었는데, 이 경우가 바로 '자세'에 해당한다. 그러나 가동 범위는 능력에 해당하는 영역이라서 개인차가 존재할 수밖에 없다. 스쿼트의 경우 얼마나 깊이 앉을 수 있는가 하는 부분은 사람마다 다를 수밖에 없기 때문이다. 실제 동작을 해보면서 더 알아보도록 하자.

- 맨몸 스쿼트 실전

우선 쿼터 스쿼트quarter squat부터 해보자. 쿼터 스쿼트는 앉았을 때 허벅지가 지면과 45도가 되는 스쿼트를 말하는데, 아마도 많이들 봐 온 스쿼트와는 다소 다를 것이다. 사람에 따라서는 저렇게 조금만 앉아도 운동이 되냐고 의아해할 수도 있지만, 내 기준으로만 생각하면 안 된다. 가동 범위는 사람마다 같아야 하는 게 아니고, 사람마다 다르다고 한 것을 잊지 말자. 이게 쉬운 사람도 있고, 이 정도가 딱 맞는 사람도 있는 것이다.

앞에서 설명한 대로 똑바로 서서 자세를 잡고, 천천히 다리를 굽혀 상체를 내린다. 허벅지가 지면과 45도 정도가 되었다 싶으면, 다시 천천히 일어나서 원래대로 돌아온다. 만약 해봤을 때 여기까지 내려가는 것도 힘든 경우면, 가동 범위를 더 줄이면 된다. 절대 무리하지 말고, 내려갈 수 있는 만큼만 내려가는 게 중요하다.

　마찬가지로 만약에 내려갈 수는 있는데 상체를 많이 앞으로 숙여야만 한다면, 상체를 과도하게 숙이지 않은 상태에서 내려갈 수 있을 만큼만 내려가면 된다. 가동 범위에 대한 욕심에 자세가 흐트러져서는 안 된다. 이건 일반 피트니스 운동 전반에 통용되는 대원칙이다. 가동 범위 욕심이나 중량 욕심에 자세를 포기하면 제대로 운동이 되지 않을 뿐 아니라 부상의 위험도 있다. 무엇보다도 자세가 항상 우선한다는 사실을 잊지 말자.

　그리고 양손의 위치나 자세는 자신에게 가장 편한 자세를 취하면 된다. 앞으로 모으는 방법, 살짝 팔짱을 끼는 방법, 양손을 가슴에서 모아주는 방법 등 다양하다. 하체 운동에 방해가 되지 않는 선에서 본인이 편한 방법을 택해보자.

　일단 쿼터 스쿼트 10회를 천천히 해본다. 쿼터 스쿼트가 끝나면 잠시 쉬었다가, 몸이 좀 더 내려가는 하프 스쿼트half squat를 해본다. 만약 더 내려가는 게 부담스럽다면 절대 무리하지 말고, 가능한 경우에만 하도록 한다. 어떤 경우에도 무리는 금물이다.

　하프 스쿼트는 허벅지가 지면과 평행을 유지할 때까지 내려가는 것이다. 그러나 이 또한 용어는 그냥 사람들 간의 커뮤니케이션을 위해서 만들어졌을 뿐이고, 반드시 쿼터 스쿼트를 해야 한다든가 하프 스쿼트를 해야 한다는 법은 없다. 어디까지나 본인이 내려갈 수 있는 만큼만 하면 된다.

쿼터 스쿼트도 마찬가지지만, 충분히 더 내려갈 수 있다고 느껴서 점점 내려가다 보면 사실은 상체가 앞으로 과도하게 숙여지는 경우가 많다. 그래서 당장은 하프 스쿼트가 가능하더라도 상체가 많이 굽는 잘못된 자세로 계속 동작을 반복하다 보면 나중에 허리에 통증이 나타날 수 있기 때문에, 상체를 잘 세운 상태로 하프 스쿼트를 할 수 있는지 잘 체크해야 한다. 거울을 보며 하는 방법, 남이 봐 주는 방법, 핸드폰으로 촬영을 하는 방법 등 자신의 자세를 체크하는 방법에도 여러 가지가 있다. 한 가지 팁을 주자면 시선을 약간 눈보다 위쪽을 향하면 아래를 향하는 것보다 상체를 세우는 데 도움이 된다.

상체를 세우는 것 다음으로 스쿼트에서 중요한 점은 허리의 중립을 지켜야한다는 것이다. 상체를 세우면서 내려갔다고 생각은 했는데 사실은 허리가 살짝 구부러지는 경우가 있다. 이걸 엉덩이가 윙크를 하는 것 같다고 해서 '벗윙크butt wink'라고도 하고 '허리가 말린다'라고도 표현하는데, 이는 부상의 위험이 크기 때문에 절대 해서는 안 되는 자세다.

그렇다고 반대로 허리가 역방향으로 너무 꺾이는 것(과신전)도 바람직하지는 않다. 따라서 이렇게 두 경우의 중간, 즉 중립 자세를 유지해야 하는데, 허리에 살짝 아치가 생기도록 역방향으로 약간만 꺾인 상태가 중립이다. 누구나 이런 자세를 유지해야 하지만 특히나 허리가 안 좋은 사람의 경우에는 잘못된 자세를 취하면 바로 부상을 당할 수 있으므로 각별히 주의하자.

상체를 세운 상태를 유지할 수 있으면서 내려갈 수 있는 선까지만 내려가야 한다고 했던 것과 마찬가지로, 내가 만약 허리가 말리거나 과신전 되지 않고는 가동 범위가 안 나온다고 하면 가동 범위를 줄여야 한다. 허리가 중립 상태를 유지하면서 내려갈 수 있을 때까지만 내려가라는 얘기다.

이제 자세를 숙지했다면 하프 스쿼트 10회를 해본다. 쿼터 스쿼트 때와 마찬가지로, 손은 본인이 편한 스타일대로 하면 된다. 고정하고 할 수도 있고, 자연스럽게 움직이면서 해도 된다. 만약 쿼터 스쿼트 때 손을 고정했었으면 이번에는 자연스럽게 움직이면서 해보자. 마찬가지로 만약 쿼터 스쿼트 때 손을 움직이면서 했었다면 이번에는 고정하고 해보자. 그런 식으로 본인에게 가장 편한 방법을 찾는다.

다음에는 본인이 할 수 있는 자세와 가동 범위를 생각해서 쿼터 스쿼트와 하프 스쿼트 중에 하나를 골라서 본인에게 맞는 횟수와 세트 수로 진행하면 된다. 처음 시작하는 사람이라면 10회 3세트를 실행한다. 10회 3세트라는 건, 일단 스쿼트 10회를 수행하면 이게 1세트가 된다. 그러고 나서 잠깐 쉬었다가 다시 또 10회를 수행하면 2세트, 그러고 나서 또 잠시 쉬었다가 마지막 10회를 수행하면 마지막 3세트가 된다.

만약 10회 3세트가 어렵다면 8회 3세트로 하거나, 반대로 너무 쉬우면 10회 5세트, 혹은 15회 3세트 같은 식으로 다양한 조합을 시도해보면서 자신에게 맞는 운동 강도를 찾으면 된다. 내가 좀 운동한 느낌이 드는 적당히 힘든 정도가 딱 좋다.

처음 스쿼트를 시작하는 경우에는 당장 아프지 않다고 너무 무리하게 운동을 하면 다음날 허벅지가 아파서 고생하게 된다. 따라서 처음에는 무조건 운동 강도를 약하게 한다. 즉, 횟수와 세트 수를 낮게 시작하는 걸 추천한다. 그리고 나서 다음 날에도 문제가 없다면 그때 횟수를 늘려도 늦지 않기 때문이다. 횟수와 세트 수를 설정하는 요령은 운동마다 같으므로, 다음 동작부터는 반복 설명하지 않도록 하겠다.

· 스플릿 스쿼트 split squat

노멀 스쿼트처럼 똑바로 서서 하지 않고, 양발을 앞뒤로 놓고 하는 것이다. 따라서 양다리의 같은 부위의 근육을 동시에 사용하는 노멀 스쿼트와 달리, 런지는 왼쪽과 오른쪽의 근육이 다르게 사용된다. 주로 사용되는 근육들 자체는 노멀 스쿼트와 비슷하여 역시 대퇴사두근, 대퇴이두근, 둔근 등의 하체의 가장 큰 근육군들이다. 코어 근육인 복근, 기립근 등도 마찬가지로 같이 사용된다.

만약 무릎은 좋은데 허리가 안 좋은 경우라면 스플릿 스쿼트가 노멀 스쿼트보다 더 편할 수 있다. 물론 신체 부위의 정상 여부와 관계없이 또 다른 자극을 얻기 위하여 노멀 스쿼트 외의 보조 운동으로 많이들 한다.

시작 자세는 다리를 앞뒤로 보통 걸음걸이보다 더 넓게 벌리고 선다. 우선 왼발을 앞에 놓는 경우를 먼저 보자. 왼발바닥은 바닥에 잘 밀착시키고, 오른발은 발꿈치가 자연스럽게 바닥에서 떨어지게 된다. 양손은 허리에 위치해도 되고 자연스럽게 옆으로 늘어뜨려도 좋다. 본인이 편한 방식을 선택하자. 상체는 수직이 되도록 꼿꼿이 세운다.

이 상태에서 왼쪽 무릎을 구부려 상체를 수직 상태에서 그대로 높이만 아래로 내려가게 한다. 오른쪽 무릎도 자연스럽게 구부러질 것이다. 무게를 앞쪽 다리에 많이 싣는 방식이 있고 양다리에 균등하게 배분하는 방식이 있는데, 앞쪽 다리에 무게를 많이 실으면 앞쪽 다리의 대퇴사두근 위주로 운동하게 되고 양다리에 균등하게 배분하면 양다리의 앞뒤 근육을 균일하게 사용하게 된다. 두 가지 방법을 다 시도해 보자. 어느 쪽 방법을 하든 상체를 꼿꼿이 세워서 유지하는 것이 가장 중요하다. 내려가는 정도는 본인이 너무 힘들지 않게 할 수 있는 정도로만 하자. 내렸던 다리를 다시 펴면서, 내려간 상체를 다시 원위치로 되돌린다. 이렇게 상체를 세운 상태에서 다리를 구부렸다가 피는 것까지가 1회다.

노멀 스쿼트에서 설명한 방식대로 설정한 적당한 횟수와 세트 수가 끝나면, 양발의 위치를 바꾸어서 진행한다. 즉, 이번에는 반대로 오른발을 앞에 놓고 진행한다. 힘들면 다리를 구부리는 정도를 조정하여 상체가 덜 내려오게 한다. 즉, 앞에서 소개한 맨몸 스쿼트에서 쿼터 스쿼트를 했듯이 앞 허벅지가 지면과 45도 정도만 되게, 또는 그보다 더 작게 살짝만 다리를 굽힌다.

반대로 강도를 올리고 싶으면 아래쪽 무릎이 바닥에 거의 닿을 때까지 내린다. 위쪽 무릎은 90도 정도가 된다. 이때도 상체의 직립 유지가 중요하다. 어느 경우에도 상체를 꼿꼿이 세워서 유지해야 하며, 유지가 되지 않을 경우 더 이상 다리를 구부리지 않는다.

· 포워드 런지 forward lunge

런지도 스플릿 스쿼트처럼 양다리를 같지 않게 사용하는 하체 운동이며 사용되는 근육군도 스플릿 스쿼트와 같다. 다만, 한 다리의 세트를 다 끝내고 나서 다리를 바꾸는 스플릿 스쿼트와 달리 왼쪽 다리와 오른쪽 다리를 한 번씩 번갈아 가면서 동작하는 점이 다르다. 따라서 운동의 흐름이 인간의 보행 패턴 움직임과 비슷하여 자연스러운 동작이 다소 용이하고, 둔근의 개입도가 스플릿 스쿼트보다 조금 더 높은 편이다. 좌우지간 다양성이라는 면에서 꼭 해보도록 하자. 우선 포워드 런지부터 알아보자.

똑바로 선 상태에서 한쪽 발을 앞으로 크게 내딛는다. 이때 상체는 땅과 수직이 되게 하고, 양쪽 무릎 모두 90도 정도를 만든다. 상체를 수직으로 유지하는 걸 유념하면서 내딛은 발을 다시 원위치로 가져오고, 반대쪽 발을 마찬가지로 앞으로 크게 내딛는다. 이렇게 한쪽씩 발을 내딛고 원위치로 돌아오는 것을 반복하는 운동이며, 양쪽을 한 번씩 한 것을 전체의 1회로 한다.

이처럼 런지와 같이 다리, 팔 등을 왼쪽 한 번 오른쪽 한 번씩 번갈아 가면서 움직이는 운동은, 양쪽을 각 한 번씩 한 것을 전체의 1회로 한다.

힘들면 앞의 스플릿 스쿼트 때와 마찬가지로 상체의 높이를 내리는 정도를

포워드 런지
forward lunge

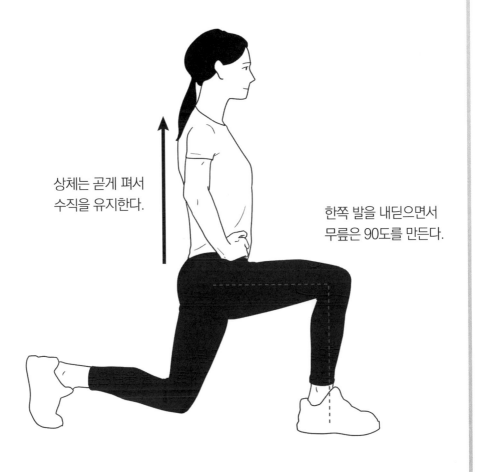

상체는 곧게 펴서
수직을 유지한다.

한쪽 발을 내딛으면서
무릎은 90도를 만든다.

· 똑바로 선 상태에서 한쪽 발을 크게 내딛으며 무릎을 90도로 만든다. 상체를 수직으로 유지하면서 내딛은 발을 원위치로 가져오고 반대쪽 발을 내딛는 것을 반복한다.

조정한다. 즉 맨몸 스쿼트의 쿼터 스쿼트처럼 앞 허벅지가 지면과 45도 정도만 되게, 또는 그보다 더 작게 살짝만 다리를 굽힌다. 반대로 강도를 올리고 싶으면 보폭을 좀 더 크게 한다. 양 무릎 각도는 앞선 설명처럼 90도 정도가 되어야 하므로 아래쪽 무릎을 바닥에 거의 닿을 때까지 내리게 된다. 이때도 상체의 직립 유지가 중요하다.

· 백워드 런지 backward lunge

포워드 런지와 비슷하나 발을 앞쪽이 아니라 뒤로 뻗는다는 것이 다르다. 즉, 똑바로 선 상태에서 한쪽 발을 뒤로 크게 뻗고 양 무릎을 90도로 굽히면서 엉덩이를 내린다. 이때도 상체는 수직을 유지해야 한다. 원위치로 돌아온 후 반대쪽 발도 동일하게 뒤로 뻗은 후 무릎을 굽혔다가 다시 원위치로 돌아온다.

자세나 주로 사용되는 근육군이 포워드 런지와 유사하다. 그러나 직접 해보면 포워드 런지와 느낌이 다소 다른데, 백워드 런지와 포워드 런지는 비슷해 보여도 개인에 따라 저마다 느끼는 난이도도 다르고 선호도도 다르다는 점이 재미있다. 따라서 둘 중에 본인이 더 끌리는 방식을 택해서 진행해도 되지만, 특별히 안 할 이유가 없다면 운동은 다양하게 다 하는 것이 좋다는 게 내 지론이다. 둘 다 해보도록 하자.

운동 강도를 조절하는 방법은 앞의 '포워드 런지'와 동일하다.

· **포워드 투 백워드 런지** forward to backward lunge

포워드 런지와 백워드 런지를 병행하는 운동이다. 포워드 런지를 한 번 한후 그 발로 그대로 백워드 런지를 한다. 그리고 발을 바꿔서 다시 진행하며, 이를 반복한다.

왼발을 먼저 하는 경우를 예로 들면, 왼발을 앞으로 내딛고 다시 원위치로돌아옴으로써 포워드 런지를 1회 하고, 그 왼발을 그대로 뒤로 뺐고 다시 가져옴으로써 백워드 런지를 1회 한다. 그다음에 발을 바꿔서 오른발로 똑같이 진행하고, 다시 왼발로 돌아가는 것을 반복한다. 앞서 설명한 대로, 양쪽을 한 번씩 한 것을 전체의 1회로 한다.

한 발로 포워드와 백워드 런지를 이어서 함으로써 보다 다이내믹한 리듬으로 운동을 할 수 있다. 운동 강도를 조절하는 방법은 앞의 '포워드 런지'와 동일하다.

· **워킹 런지** walking lunge

어느 정도 운동 장소의 넓이가 확보된 상태에서 할 수 있다. 특히 야외에서 운동을 하는 경우라면 포워드 런지나 백워드 런지 대신 워킹 런지를 하면좋다.

포워드 런지와 비슷하나 한 발을 내딛고 상체를 내린 후 그 발을 다시 가져오는 것이 아니라 마치 앞으로 걷듯이 뒷발을 다시 앞으로 내딛은 다음 상체를 내리고, 또 뒷발을 다시 앞으로 내딛는 것을 반복한다. 따라서 계속 한 지점에 몸의 위치가 머물게 되는 포워드 런지나 백워드 런지와 다르게 걷는 것처럼 앞으로 이동하게 된다. 이러한 이유로, 운동 장소가 넓지 않은 경우는 워킹 런지 대신 포워드 런지나 백워드 런지로 대체하게 된다.

천천히 걷는 리듬과 비슷하게 운동을 하게 되어, 특히 야외 등에서 유산소 운동을 하는 느낌으로 근육 운동의 효과를 얻을 수 있다. 이러한 장점 때문에 보디빌더 중에서는 (특히 외국에서) 바벨까지 밖으로 가지고 나와서 등에 메고 워킹 런지로 꽤 먼 거리를 이동하기도 한다.

일상생활 중에도 몇 걸음의 장소 이동을 해야 할 때 워킹 런지로 이동하면 일석이조다. 다른 사람들이 곁에 있다면 황당한 눈으로 쳐다볼 수도 있겠지만, 남에게 해를 끼치는 행동이 아니라면 타인의 시선에서 자유로워지자. 교양을 지키고 예의를 지키면 되는 것이지, 남의 시선을 내가 즐겁게 만들어야 하는 의무가 있는 것은 아니다!

운동 강도를 조절하는 방법은 앞의 '포워드 런지'와 동일하다.

· 사이드 투 사이드 런지 side to side lunge

포워드/백워드 런지와 방식은 비슷하나 이번에는 발을 앞쪽이나 뒤쪽이 아니라 옆으로 내딛는 운동이다. 왼쪽을 먼저 하는 것으로 예를 들자면, 왼발을 왼쪽으로 크게 내딛으면서 왼쪽 무릎을 90도가 되게 굽혔다가 원위치로 돌아온다. 반대쪽도 마찬가지로 오른발을 오른쪽으로 크게 내딛으면서 무릎을 굽힌 후 원위치로 돌아온다. 포워드/백워드 런지와 마찬가지로 운동 내내 상체를 수직으로 유지하고, 무릎의 각도도 90도를 만드는 게 좋지만 힘들거나 무릎에 무리가 간다고 느껴질 때는 지체 없이 각도를 줄여야 한다. 균형을 잡기 힘든 경우에는 의자나 벽 등을 잡고 진행한다.

힘들면 다른 런지들과 마찬가지로 무릎을 굽히는 정도를 조정한다. 즉, 굽히는 쪽 다리의 허벅지가 지면과 45도 정도만 되게 하거나 그보다 더 작게 살짝만 다리를 굽힌다. 반대로 강도를 올리고 싶으면 상체가 내려갔을 때 저점에서 잠시 정지 동작을 취했다가 원위치로 돌아온다.

· 카프 레이즈 calf raise

앞에서 다룬 하체 운동들은 다리의 복합적인 동작을 다루는 운동들인데, 주로 사용되는 근육은 허벅지의 앞, 뒤 근육이다(각각 대퇴사두근, 대퇴이두근). 다리 근육이라고 하면 가장 큰 허벅지 근육이 먼저 연상되기 쉽고, 실제로 대부분의 하체 운동이 허벅지 근육과 관련되어 있다.

반면 무릎 아래에 해당하는 종아리(또는 장딴지) 근육은 스쿼트나 런지 등의 하체 운동을 할 때는 별로 사용되지 않으므로, 종아리 근육을 단련하기 위해서는 별도의 운동을 해야 한다. 종아리 근육 calf 은 허벅지에 비해 크기가 작아서 상대적으로 다리에서 눈에 잘 띄지 않는다. 그래서 중요성도 간과되기 쉬우나, 서고 걷기 위해서 반드시 필요한 것이 바로 종아리 근육이다. 나이가 들어 퇴화하면 똑바로 서고 제대로 추진력을 내서 걷는 게 점점 힘들어진다. 우리가 일상생활을 하는 데 있어서 매우 중요한 근육이므로 반드시 강화시켜야 한다. 카프 레이즈는 종아리 근육을 강화시키는 거의 유일한 운동이므로 꼭 나의 운동 루틴에 포함시키도록 하자.

간혹 여성의 경우는 '종아리에 알이 박히면 보기 안 좋다'는 미용적인 이유로 종아리 근육 강화를 꺼리는 경향이 있다. 젊어서는 그래도 괜찮을지 모르지만 (나는 젊어서도 그래서는 안 된다고 개인적으로 생각하지만) 나이가 들면서 기능적인 면이 점점 더 중요해지는 시점이라면 미용도 중요하지만 나의 삶을 위해서는 꼭 운동을 해야 한다고 본다. 제대로 서고 걸을 것이냐, 서 있기도 힘들고 걷지도 못할지언정 남의 눈을 신경 쓸 것이냐를 잘 고민했으면 좋겠다 (단련된 종아리의 모양을 남들이 안 좋아한다는 개념 자체가 본인만의 착각일 수도 있다. 미적 기준도 건강미를 중요시하는 쪽으로 점점 바뀌고 있지 않은가. 무엇보다도, 남들이 내 종아리에 아무 관심이 없을 수도 있다!).

카프 레이즈 운동법에 대해 알아보자.

똑바로 서서 양손은 허리 옆 골반에 놓는다. 그 상태에서 뒤꿈치를 들어올렸다가 내린다. 올렸다가 내릴 때 천천히 내려서 뒤꿈치가 바닥으로부터 충격을 받지 않게 해야 한다. 이때 종아리 근육을 이용하여 움직이는 것이 중요하다. 다시 뒤꿈치를 들어 올리고 내리기를 반복한다. 중심을 잡기가 어려우면 의

카프 레이즈
calf raise

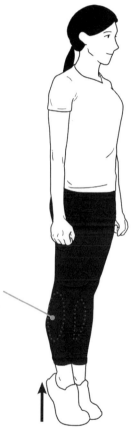

종아리 근육을 의식한다.

· 똑바로 서서 양손은 허리 옆 골반에 놓고, 뒤꿈치를 들어올렸다가 내린다. 내릴 때 뒤꿈치가 바닥으로부터 충격을 받지 않도록 천천히 내린다. 중심을 잡기 어려우면 의자나 벽 등을 잡고 한다.

자나 벽 등을 잡고 하는 것이 좋다.

두 발로 동시에 하는 게 어느 정도 익숙해지면 한 발로도 해보자. 같은 준비 자세에서 오른발을 살짝 앞으로 놓고, 왼쪽 종아리 근육만을 사용하여 왼쪽 뒤꿈치를 들어 올린다. 이때 몸이 올라가면서 오른발이 살짝 공중에 뜨게 된다. 즉, 왼쪽 발가락만이 몸 전체의 체중을 지지하게 되는 것이다. 다시 원위치로 천천히 돌아오고, 들어올리는 것을 반복한다. 왼쪽이 다 끝나면 오른쪽으로도 진행한다. 마찬가지로 중심을 잡기가 어려우면 의자나 벽 등을 잡고 한다.

바닥에서 하는 것이 익숙해지면, 계단이나 발판 등 살짝 높이가 있는 곳에서 해보자. 이렇게 하면 발뒤꿈치가 내려갈 때 평평한 바닥이었을 때보다 더 내려갈 수 있으므로 가동 범위가 늘어나고 운동량이 더 많아진다. 나머지 진행 요령은 동일하다.

· 레그 브릿지 leg bridge

허벅지 뒤쪽에 해당하는 대퇴이두근 hamstring, 둔근 즉 엉덩이 근육, 그리고 코어 주변까지 강화하는 운동이다. 맨몸 운동으로 대퇴이두근과 둔근을 고립하여 운동하는 방법이 많지 않아서 주로 다른 하체 부위까지 복합적으로 운동하는데(스쿼트, 런지 등으로), 레그 브릿지는 바로 이 얼마 안 되는 대퇴이두근, 둔근의 고립 맨몸 운동이다. 레그 브릿지 운동법에 대해 알아보자.

바닥에 편하게 눕고 무릎을 살짝 굽혀 양발바닥을 바닥에 댄다. 양발은 자

레그 브릿지
leg bridge

허벅지 뒤쪽과 엉덩이 근육을 의식한다.

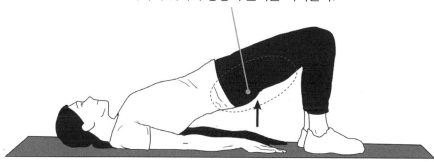

· 바닥에 누워 무릎을 살짝 굽혀 양발바닥을 바닥에 대고, 양발은 골반 넓이 정도로 벌린다. 양팔은 자연스럽게 바닥에 놓고, 허벅지 뒤쪽과 엉덩이 근육만 사용해서 엉덩이를 들어올린다.

신의 골반 넓이 정도로 벌리면 무난한데 동작을 해보면서 자신에 맞게 편안한 위치로 조정해도 좋다. 양팔은 자연스럽게 바닥에 놓는다. 이 상태에서 엉덩이를 들어올린다. 팔로 바닥을 밀게 되기가 쉬운데, 허벅지 뒤쪽과 엉덩이 근육만 사용해서 들어올려야 한다. 가능하면 상체와 허벅지가 일자 모양이 되는 선까지 엉덩이를 들어 올린다. (이렇게 엉덩이를 들어올렸을 때 몸의 모양이 다리 bridge 같다고 해서 브릿지라는 이름이 붙었다.) 다시 엉덩이를 내려서 원래 자세로 되돌아온다.

두 다리로 동작을 하는 것이 다소 쉬울 때는 한쪽 다리만 사용해서 해본다. 즉, 같은 준비 자세에서 오른쪽 허벅지를 가슴쪽으로 당기면서 발이 하늘을 향하게 한다. 이 상태에서 왼쪽 다리만 사용하여 엉덩이를 들어올렸다가 내린다. 반대쪽도 동일하게 실시한다. 이처럼 한쪽 다리로 운동하는 것을 싱글 레그 브릿지라고 한다.

힘들면 엉덩이를 들어올리는 정도를 조정한다. 무리하게 상체와 허벅지가 일자 모양이 되는 선까지 올리지 않고, 올릴 수 있는 지점까지만 올린다. 손으로 바닥을 살짝 밀어서 보조를 해 줘도 좋다. 반대로 강도를 올리고 싶으면 엉덩이가 올라갔을 때 고점에서 잠시 동작을 멈춘다. 멈춘 상태로 잠시 버틴 후에 다시 천천히 내려온다.

오십견을 예방하는
상체 운동

나이 오십이 되면 한 번씩은 오십견을 경험한다고 한다. 이제는 40대에게 서도 빈번하게 나타나면서 사십견이라는 말이 생길 정도다. 오십견 또한 나이가 들면서 근육이 약화되는 것이 그 원인 중 하나다. 그리고 등 근육의 약화는 허리 통증으로 이어지기도 한다. 이처럼 상체 근육의 약화는 오십견, 어깨 통증, 허리 통증, 팔 부종, 두통 등 여러 가지 질환을 일으키기 때문에 근력운동을 통해 미리 예방하는 것이 가장 좋다.

· **푸쉬업** 팔굽혀펴기, push up

비교적 어떤 운동인지 잘 알려져 있는 운동이다. 가슴 근육인 흉근과 팔 근육인 삼두근, 어깨 근육인 삼각근, 그리고 일부 등 근육도 사용하기 때문에 상체의 여러 근육군을 강화할 수 있다.

체중이 부하를 주는 상황에서 다양한 방식으로 다리를 움직여 운동을 할 수 있는 맨몸 하체 운동들과 달리, 상체는 하체보다 근력이 약하기 때문에 체중의 부하를 온전히 다루기가 어렵다 보니 '체중을 실어서 하는' 맨몸 상체 운동이 별로 없다. 푸쉬업과 그 변형 동작들이 거의 유일하다고 할 것이다. 나머지 맨몸 상체 운동들은 체중을 싣지 않고 팔만 움직이는 경우가 대부분이다.

따라서 맨몸 운동 루틴에 상체 운동을 넣을 때는 푸쉬업 계열 동작들을 거의 빼놓지 않고 들어가는 만큼 그 중요도 또한 매우 높다고 할 수 있다. 잘 익혀 놓도록 하자. 푸쉬업은 널리 알려져 있지만, 아쉽게도 잘못된 자세로 운동을 하는 경우가 많다. 정확한 자세를 배워보자.

바닥에 엎드린 상태에서 양손을 어깨너비 정도로 벌리고 바닥에 붙인다. 양손을 바닥에 놓는 너비는 더 넓게 혹은 더 좁게 조절하는 것으로 응용할 수 있다. 너비를 넓게 잡으면 와이드wide 푸쉬업, 좁게 잡으면 내로우narrow 푸쉬업 또는 클로즈 그립close grip 푸쉬업이라고 한다. 좁게 잡는 경우는 손바닥이 살짝 회전되면서 손바닥 모양이 다이아몬드와 비슷해지기 때문에 다이아몬드 푸쉬업이라고도 한다. 자세에 따라 자극이 되는 근육이 다르므로 자신이 강화를 하고자 하는 근육을 자극할 수 있는 자세를 취하도록 하자. 와이드 푸쉬업은 가슴 근육의 개입이 증가하며, 내로우 푸쉬업은 팔 근육의 개입이 증가한다. 양손을 바닥에 붙이고 팔을 쭉 펴서 상체의 무게를 지지한 상태에서 다리를 뒤로

팔꿈치는 상체에서 멀리 띄우지 말고, 상박과 몸
통의 각도가 45도 또는 그 이내가 되게 한다.

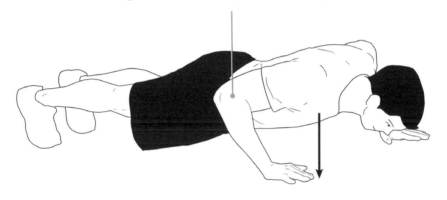

· 바닥에 엎드린 상태에서 양손을 어깨너비 정도로 벌리고 바닥에 붙인다. 다리는 뒤
로 곧게 뻗어 양발가락으로 하체의 무게를 지탱할 수 있게 한다. 그 상태에서 팔을 굽
혔다가 쭉 펴는 것을 반복한다.

곧게 뻗어 양발가락으로 하체의 무게를 지탱한다. (이때 발가락은 자연스럽게 구부린다.)

몸이 곧게 뻗어 있는 상태에서 양팔을 구부렸다 폈다를 반복한다. 이때 몸을 내리는 정도는 몸이 거의 바닥에 닿기 직전까지 갈 수 있으면 좋으며, 이게 어려우면 내려갈 수 있는 만큼만 내려가도록 한다. 가동 범위에 관계없이 어느 경우에나 코어에 힘을 줘서 엉덩이가 아래로 처지지 않고 몸 전체가 일직선을 유지해야 한다. 다리를 편 상태에서 팔을 굽히는 것이 어려울 때는 무릎을 바닥에 대고 푸쉬업을 진행한다.

구부리는 팔꿈치는 상체에서 멀리 띄우지 말고, 상박과 몸통의 각도가 45도 또는 그 이내가 되게 한다. 팔꿈치가 너무 멀리 떨어지면 어깨 관절에 무리가 갈 수 있기 때문이다.

힘들면 앞서 설명한 대로 무릎을 바닥에 대고 한다. 체중 일부만 부하로 작용되게 되어 팔을 굽히고 펴는 동작이 쉬워진다.

반대로 강도를 올리고 싶으면, 팔을 굽히고 펴는 동작을 더 빠르게 실행해 본다. 앞서 소개한 와이드 푸쉬업, 내로우 푸쉬업 등의 변형 동작을 시도해 보는 것도 강도를 올리는 한 방법이다. 또 파이크pike 푸쉬업을 시도해 볼 수도 있다. 허리를 구부려서 상체를 바닥과 약 45도 각도가 되게 만들어서 푸쉬업을 하는 것이다. 가슴 근육 외에 어깨 근육의 개입이 많이 늘어난다.

· 변형 슈퍼맨superman

푸쉬업이 맨몸으로 가슴 운동을 하는 대표적인 방법이라면, 변형 슈퍼맨은 맨몸으로 등 운동을 하는 방법 중 하나다. 푸쉬업처럼 체중을 신는 동작을 하지는 못하지만, 근육 자체에 힘을 주는 방식으로 근육에 자극을 주는 원리다.

일반적인 슈퍼맨 운동은 바닥에 엎드려 누워 사지를 쭉 뻗은 상태에서 사지를 동시에 위로 들어 올렸다가(바닥에서 최대한 멀어지도록) 내려놓기를 반복하는 동작인데, 변형 슈퍼맨은 다리는 슈퍼맨과 같게 움직이되, 양팔은 턱걸이를 하는 것처럼 움직인다. 즉, 만세를 하듯이 양팔을 머리 위로 뻗었다가, 몸의 양옆으로 양팔꿈치를 가져오는 것이다. 이때의 팔꿈치의 각도가 45도가 정도가 되어야 하며, 턱걸이에서 몸을 끌어올렸을 때와 비슷한 자세가 된다.

팔과 다리 동작을 순서대로 보면, 다리가 바닥에서 멀어질 때(올라갈 때) 팔을 잡아당기고, 다리가 바닥으로 가까워질 때(내려갈 때) 팔을 머리 위로 뻗는다. 상체의 몸통은 팔을 잡아당길 때 살짝 들어 주고, 팔을 뻗을 때 다시 살짝 내려 준다. 머리는 동작 내내 턱을 살짝 든 상태에서 전방을 주시한다. 등 근육과 어깨 근육, 기립근, 둔근 등이 종합적으로 사용된다.

동작을 실행하기 어려운 경우에는 다리를 움직이지 말고 바닥에 계속 붙어 있는 상태에서 상체와 팔만 움직인다. 반대로 강도를 올리고 싶으면, 다리와 상체를 들어 올리고 팔을 잡아당긴 자세에서 잠시 정지 상태를 유지한다.

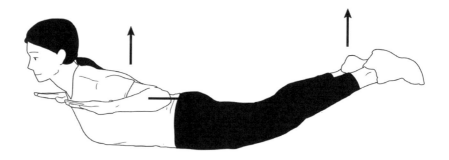

· 바닥에 엎드려 누워 사지를 쭉 뻗은 상태에서 상체와 다리를 동시에 들어올린다. 이
  때 양팔은 턱걸이를 하듯이 당겨서 팔꿈치의 각도가 45도가 되게 만든다.

· 엎드려 숄더 프레스 shoulder press

변형 슈퍼맨에서 팔을 잡아당기고 뻗을 때 상체 몸통 동작 일부와 다리 동작을 생략하면 엎드려 숄더 프레스가 된다. 즉, 상체를 살짝 들어 올렸다가 내려놓는 동작을 생략하고 상체를 살짝 든 상태를 그대로 유지하면서 팔을 뻗었다가 가져오는 동작을 반복한다. 다리도 움직이지 않는다. 변형 슈퍼맨에서 기립근과 둔근 운동 부분을 생략한 동작으로, 등 근육의 개입도 약간 줄어들면서 주로 어깨 운동이 된다.

동작을 실행하기 어려우면 상체를 들지 않고 가슴이 바닥에 닿아 있는 상태에서 팔만 움직인다. 반대로 강도를 올리고 싶으면, 팔 동작을 더 빠르게 실행한다.

· 맨몸 숄더 프레스

앉거나 선 자세에서 바벨이나 덤벨 등을 머리 위로 들어올리는 동작을 숄더 프레스라고 하는데, 이를 맨몸으로 구현한 동작이다. 앉거나 선 자세에서 양손을 머리 높이 정도로 올려 준비 자세를 취한다. 팔꿈치는 자연스럽게 구부러져 있을 것이다. 그다음 양손을 머리 위로 쭉 뻗는다. 그리고 다시 양손을 머리 높이로 가져오기를 반복한다. 손은 주먹을 쥐어도 좋고, 자연스럽게 펴고 진행해도 된다. 손에 중량을 들지 않고 맨몸으로 하는 것을 감안해서 양손을 머리 위로 쭉 뻗었을 때 어깨 근육과 팔 근육에 적당히 힘을 줘서 운동 효과를 높인다. 주로 어깨 근육인 삼각근이 사용되며, 팔 근육인 삼두근도 일부 사용된다.

힘들면 본인이 움직일 수 있는 만큼만 움직인다. 반대로 강도를 올리고 싶으면, 팔 동작을 더 빨리한다.

· 레니게이드 로우 renegade row

푸쉬업에서 팔을 펴고 있는 상태, 즉 엎드려서 쭉 편 양팔로 몸을 지탱하고 있는 자세를 하이 플랭크 자세라고 하는데, 이 하이 플랭크 자세에서 양팔을 번갈아가며 한쪽씩 뒤로 당겨 주는 동작이다. 등 근육, 특히 광배근을 운동하는 동작이다.

왼팔을 먼저 할 경우 왼손이 바닥에서 떨어지면서 체중은 잠시 오른손과 두 발로 지탱하게 되며, 왼쪽 팔꿈치를 구부리면서 왼팔을 뒤쪽으로 당겨 줌으로써 고점에서 왼쪽 팔꿈치가 90도가 되게 한다. 이때 손 모양은 특별히 상관은 없으나 곧 다시 바닥을 짚어야 하므로 손을 바닥에 짚고 있었을 때와 같이 손을 넓게 편 모양이 무난하다. 뒤로 당겼던 왼팔을 다시 펴면서 왼손으로 바닥을 짚고, 다음에는 오른팔을 동일한 방법으로 실행한다. 이를 반복한다.

힘들면 무릎을 바닥에 대고 한다. 반대로 강도를 올리고 싶으면, 팔을 뒤로 당겼을 때 잠시 정지 상태를 유지한다.

레니게이드 로우
renegade row

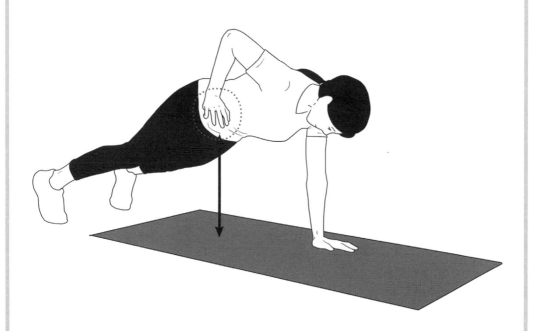

· 하이 플랭크 자세에서 양팔을 번갈아 가며 한쪽씩 뒤로 당긴다. 등 근육, 특히 광배근
을 운동하는 동작이다.

· 벤트 오버 로우 bent over row

바닥에 엎드리지 않고 서서 광배근을 강화하는 운동이다. 똑바로 선 다음, 허리를 45도 정도 앞으로 구부린다. 이때 가장 중요한 점은 척추가 앞으로 휘어지면 안 된다는 점이다. 맨몸 스쿼트에서 설명했던 것처럼 허리 뒤에 살짝 아치를 만들고 가슴을 펴서 상체가 구부정하게 되는 것을 막는다.

이런 상태로 자연스럽게 허리를 45도 정도 앞으로 구부리면, 엉덩이는 살짝 뒤로 가고 머리는 살짝 앞으로 나오면서 앞뒤로 볼 때 머리와 엉덩이 사이 중간쯤에 발이 위치하게 된다. 양팔은 힘을 빼고 자연스럽게 중력에 맡겨, 손을 아래로 늘어뜨린다.

이상이 준비 자세이고, 운동 동작은 여기서 양팔을 동시에 뒤로 잡아당긴다. 레니게이드 로우에서처럼 팔꿈치를 구부리면서 팔을 뒤쪽으로 당겨, 고점에서 팔꿈치 각도가 90도 정도가 되게 한다. 레니게이드 로우에서는 한 팔씩 당겼지만 벤트 오버 로우 동작을 할 때는 양팔을 동시에 당긴다. 그 후 천천히 팔을 다시 펴 준비 자세로 돌아간다. 이 동작을 반복한다.

힘들면 팔을 당기는 거리를 조절한다. 반대로 강도를 높이려면, 팔을 뒤로 당겼을 때 잠시 정지 상태를 유지한다.

· 하이 플랭크 숄더 터치 high plank shoulder touch

레니게이드 로우에서처럼 하이 플랭크 자세로 동작을 시작한다. 이 상태에서 한 손으로 반대쪽 어깨를 터치하고 처음 자세로 돌아오고, 다른 쪽 손으로 또 반대쪽 어깨를 터치한 후 원위치한다.

두 손과 두 발로 체중을 지지하다가 한 손씩 바닥에서 떨어지면서 몸 전체의 무게중심이 바뀌므로 몸통이 좌우로 흔들릴 수가 있는데, 움직이는 팔 이외의 부분들(나머지 팔, 두 다리, 몸통 등)은 최대한 움직이지 않고 고정된 상태를 유지하도록 노력하자.

손이 바닥에서 떨어지는데도 이러한 안정된 자세를 유지하려는 시도에서, 자연스럽게 상체와 코어에 힘이 적당히 들어가면서 운동이 된다. 즉, 상체와 코어 운동이다.

힘들면 무릎을 바닥에 대고 한다. 반대로 강도를 올리고 싶으면, 동작을 더 빠르게 실행한다. 빠르게 움직일 때 몸이 흔들리면 속도를 다시 줄인다.

· 워크아웃 walkout

하이 플랭크 숄더 터치처럼 몸의 안정된 구조를 지키려는 시도에서 상체와 코어 근육을 강화하는 운동이다. 이 운동에는 체중을 직접적으로 이동시키는 적극적인 동작도 포함되어 있다.

똑바로 선 상태에서 허리를 구부려 발 앞의 바닥을 양손으로 짚는다. 이때 다리의 유연성이 좋으면 편 채로 유지하면 되고, 그렇지 않으면 무릎을 적당히 구부려 준다. 다음으로 체중을 조금씩 양손으로 이동시키면서 손으로 바닥을 짚으며 앞으로 나간다. 이때 발은 움직이지 않고 고정되어 있어야 하며, 양팔은 구부리지 않고 쭉 편 상태를 유지한다. 하이 플랭크 자세가 될 때까지 앞으로 갔다가, 양손으로 바닥을 짚으며 다시 원래 위치로 돌아온다. 양손이 발 앞까지 오면 다시 허리를 펴서 원래의 선 자세로 돌아온다.

힘들면 너무 많이 앞으로 가지 않고 자신이 갈 수 있는 곳까지만 간 후 다시 돌아온다. 반대로 강도를 올리고 싶으면, 동작을 더 빠르게 실행한다. 발이 움직이지 않도록 조심한다. 또한 하이 플랭크 자세가 되었을 때 푸쉬업을 1회 추가하는 것도 좋은 방법이다. 그 후 원래의 자세로 돌아온다.

균형 잡힌 몸을 만드는
코어 운동

40대 이상에서는 특히 주의해야 하는 것이 코어 운동이다. 그렇다고 하지 말라는 얘기는 아니다. 코어 운동을 할 때는 그만큼 조심해야 한다는 의미다.

우리 몸의 조직 중 물리적 지지와 움직임 등에 관여되는 부분들은 뼈, 근육, 관절, 신경 등이다. 이들 모든 조직은 나이가 들면서 전부가 다 노화하게 되어 있지만, 그중에서도 가장 빨리 안 좋아지는 부위는 관절, 인대, 디스크를 포함한 물렁뼈(연골) 등이다. 그래서 40~50대 이상에서 허리, 무릎, 어깨 등의 이상이나 통증을 호소하는 사람들이 많은 것이다.

이 중에서도 특히 추간판탈출증(우리가 흔히 '허리 디스크'라고 부르지만 디스크는 척추의 연골 조직 이름이지 증상 명칭은 아니다. '디스크가 안 좋다'라고 해야지 '디스크'라는 단어만으로 안 좋다는 의미는 아니다), 추간판협착증, 척추분리증 등

요추 관련 즉, 허리가 안 좋은 경우가 많다. 따라서 기본적으로 척추 주변 근육인 코어 근육을 단련해서 디스크 등의 노화에 대비하는 것이 좋다. 맨몸 운동이든지 심화 운동이든지 어떤 운동을 진행할 때도 마찬가지다.

그러나 다른 근육 운동들에 비해서 코어 운동을 할 때는 한 가지 주의해야 할 점이 있다. 다른 운동들은 비교적 본인의 근육과 관절의 한계를 본능적으로 느끼면서 동작할 수 있는 반면 (본인이 들 수 있는 무게를 들면 관절에도 비교적 이상이 없는 경우가 많다), 코어 운동은 본인의 근육 능력 즉, 근력의 한계치를 사용하면 본인의 척추 상태를 넘어서는 경우가 종종 있다. 이는 본인도 모르는 사이에 추간판 등의 척추 조직이 노화 또는 약해져 있는 경우가 있기 때문이다.

다른 말로 하자면 동전의 양면, 또는 양날의 검과 같다고 할 것이다. 척추 조직에 도움을 주기 위해 주변 근육인 코어 근육을 단련해야 하지만, 단련을 위한 운동의 강도가 너무 세면 오히려 척추 조직에 악영향을 줄 수 있다. 따라서 코어 운동은 적절한 강도로 진행해야 하며, 이를 지키려면 본인이 다소 약하다고 느낄 정도의 강도에서 시작해서 서서히 올리는 것이 좋다.

가장 중요한 점은 앞에서 이미 언급했지만 어떤 동작을 해보고 아프거나 불편하면 더 이상 무리하게 실시하지 말아야 한다는 것이다. 예를 들어 A라는 코어 운동을 해보고 아프다는 얘기는, 이미 A라는 동작을 하기에는 무리일 정도로 허리, 주변 근육 등이 노화되었거나 부상, 질환 등으로 손상되어 있음을 의미하는 것이다. 따라서 병원에 가서 진단을 받아야 한다. 일시적인 부상이면 치료를 받으면 되겠지만, 만약 노화 등으로 이미 퇴화된 경우면 이 동작은 앞으로도 하지 않는 것이 좋다.

이런 경우에 코어 운동을 일부러 해서 허리를 좋게 만들어야 하지 않겠나 하고 생각을 할 수가 있는데, 운동으로 좋게 만들 수 있는 대상은 주변 근육이지 추간판 등의 척추 조직 자체가 좋아지지는 않는다. 이처럼 코어 운동이 오히려 허리를 악화시킬 수 있다는 점을 기억하고, 허리가 안 좋아지기 전에 미리미리 코어 운동을 하든가, 이미 나빠진 후라면 통증이 없는 한도 내에서 코어 운동을 해야 한다. 오래도록 건강하기 위해서 허리가 아프기 전에 미리미리 코어 운동을 많이 해놓자.

· 크런치 crunch

크런치는 대표적인 복근과 코어 운동이다. 구체적으로는 복근의 위쪽인 상복부 운동에 주로 해당한다.

바닥에 편하게 누운 상태에서 양다리는 무릎을 살짝 굽히고 발바닥은 바닥에 붙인다. 보통 바닥에 누우면 자연스럽게 허리 뒤에 아치가 생겨서 허리가 바닥에서 살짝 뜨게 되는데, 이 공간이 없어지도록 허리를 바닥에 찰싹 붙인다. 그래야 동작을 할 때 복근이 주로 사용되고, 고관절 근육의 개입을 최소화할 수 있다. 이는 복근 운동 중 누워서 하는 동작들의 대부분에 적용되는 사항이다. 그러나 허리 디스크가 안 좋거나 기타 허리 또는 허리 주변부에 문제가 있는 경우에는 허리의 아치를 유지하여 허리와 바닥 사이 공간을 약간 만든 상태에서 운동을 진행한다. 이 또한 복근 운동 중 누워서 하는 동작들의 대부분에 적용한다.

크런치는 바닥에 누운 상태에서 복근을 사용해서, 상체를 살짝 바닥에서 떼었다가 다시 원래의 자세로 돌아가는 동작을 반복하는 운동이다. 따라서 상체가 일어나 앉는 자세까지 올라가는 윗몸일으키기와는 다른 동작이다. 윗몸일으키기는 허리를 접어서 상체를 경첩 모양처럼 만든다. 이는 코어 주변의 전체적인 종합운동이라고 볼 수 있고 복근에 집중된 동작은 아니다.

크런치는 허리를 접지 않고, 허리가 바닥에 붙은 상태에서 복근을 쥐어짜는 느낌으로, 어깨를 바닥에서 떨어뜨리는 동작이다. 손의 위치는 목 뒤에 깍지를 끼는 경우를 많이 보는데, 이렇게 되면 복근에 자극을 못 주고 목만 까딱까딱거리는 결과가 나오기 쉽기 때문에 이 자세는 추천하지 않는다. 이렇게 되면 복근 운동이 아니라 목운동이 되어버릴 뿐만 아니라, 목에 과도하게 자극이 가서 부상의 원인이 될 수가 있다. 대신 양손을 목 뒤가 아니라 양쪽 귀에 살짝 대거나 가슴 앞에서 교차시키면, 손으로 목을 당기지 않으므로 복근에 집중하기에 좀 더 용이하다. 이게 힘들면 팔을 앞으로 자연스럽게 뻗고 하는 것도 좋다. 시선은 어느 경우나 살짝 위를 본 상태를 유지하면, 역시 목이 꺾이지 않는데 도움이 된다.

어깨가 바닥으로부터 높이 뜨지 않는다고 걱정을 하는 경우가 있는데, 가동

크런치
crunch

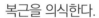

복근을 의식한다.

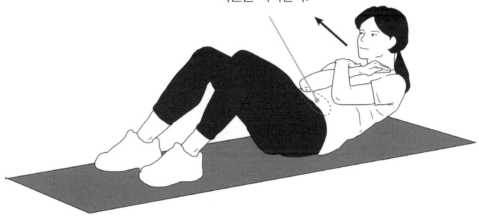

· 바닥에 누운 상태에서 허리를 접지 않고 복근을 당기는 느낌으로 어깨를 바닥에서
떨어뜨린다. 목에 지나치게 힘이 들어가지 않도록 주의한다.

범위는 사람마다 다른 것이므로 높이 뜨지 않아도 괜찮다. 오히려 더 높이 올리려고 무리해서 목에 힘을 주게 되는 것을 조심해야 한다. 무엇보다도 복근으로 당기는 느낌으로 운동을 하는 것이 중요하다.

운동의 강도를 올리고 싶으면, 허리 관절을 접지 않는 한도 내에서 복근을 최대한 많이 당긴다. 그러면 어깨도 바닥으로부터 더 많이 올라오게 된다. 이 높이 자체가 중요한 것은 아니므로 높이를 위해 허리 관절을 접지 않도록 한다. 오직 복근의 수축만 사용해야 함을 잊지 말자.

• **싯업** 윗몸일으키기, sit-up

복근의 위쪽인 상복부를 주로 자극하는 크런치와 다르게, 상복부를 포함한 코어 전반을 강화하는 운동에 해당한다. 우리가 어려서부터 많이 봐 온 윗몸일으키기는 다른 사람이 발목을 잡아주거나 아니면 발목을 발걸이 등에 고정하고 상체를 일으켜 세우는 동작일 것이다. 하지만 여기서는 조금 다르게 해보고자 한다.

바닥에 편하게 누운 상태에서 양다리는 무릎을 살짝 굽히고 발바닥은 바닥에 붙인다. 양팔은 자연스럽게 만세를 하듯이 팔을 머리 위로 올리며 바닥에 놓는다. 이 상태에서 상체와 양팔의 반동을 일부분 이용하여 일어나 앉는다. 발목을 고정하지는 않지만, 그래도 하체의 움직임은 최소화한다. 즉, 하체는 다리로 반동을 주지 않고 일어나 앉는 동작 중에 자연스럽게 같이 움직이는 정도로만 움직이는 것이다. 몸의 균형을 위해서 발이 약간 위로 들리는 정도는 괜찮다.

그다음에 다시 천천히 누우면서 원래 시작했었던 자세로 돌아간다. 팔도 마찬가지로 다시 만세 자세로 돌아간다.

크런치는 상복부의 복근만을 주로 사용하여 허리 자극이 적은 데 반하여 싯업은 코어 주변을 전반적으로 다 사용하므로 허리에 더 강한 자극이 가해진다. 따라서 허리가 안 좋거나 동작을 해보고 허리가 아프다면 이 동작은 하지 않도록 한다. 강도를 올리고 싶으면, 양팔의 반동을 최대한 자제하여 진행한다.

· 플랭크plank, 하이 플랭크high plank

운동은 그 한자어 어원에서도 말해주듯이(옮길 운 運, 움직일 동 動) 대부분 몸 어딘가를 움직이는 것이지만, 움직이지 않고 한 자세를 유지하는 정적인 운동들도 일부 있으며 플랭크가 그 대표적인 정적인 운동이다. 플랭크는 코어 주변의 여러 근육을 복합적으로 자극하는 일반 코어 운동이다.

바닥에 엎드린 상태에서 다리를 쭉 편다. 두 발을 붙이고 하기도 하는데 여기서는 두 발을 본인 골반 정도의 간격으로 놓고 해보자. 양 전완(아래팔 즉 팔꿈치에서 손까지의 부위)과 양발가락으로(발가락은 푸쉬업 때와 비슷하게 살짝 구부린다) 체중을 지탱하되, 팔꿈치의 위치는 어깨와 수직선상이 되게 한다. 복근과 둔근에 적당한 힘을 주는데, 복근에 힘을 줄 때 배꼽을 살짝 당기는 느낌을 가진다.

몸 전체가 일직선이 되도록 즉 등과 다리가 일직선이 되도록 하라고도 많이들 얘기하지만 그렇게 하면 나중에 엉덩이가 그보다 더 아래로 처지기 쉬우므로, 여기서는 엉덩이의 높이를 몸 전체가 일직선이 되는 위치에서 살짝 위로 잡자. 이 상태로 본인에 맞는 시간을 유지하면 된다. 엉덩이가 원래 위치보다 처지면 안 되고 계속 이 위치를 그대로 유지해야 한다. 시간이 어느 정도 지난 후 만약 힘들어서 엉덩이가 원래 위치보다 처질 수밖에 없게 되면, 아직 다리가 땅에 닿지 않았다는 이유로 계속 버티지 말고 중단하도록 한다.

회수 기준이 아니라 시간 기준의 운동이므로 자신에게 맞는 적당한 운동 시간을 잡아야 하는데, 처음이라 전혀 시간의 감이 없으면 일단 30초 정도를 목표로 해보고 중간에 힘들면 중단을 하되 그 중단한 시간을 본인의 시간으로 기억해 놓으면 된다. 반대로 너무 쉽다 싶으면 더 길게 버텨 보고, 역시 힘들다 싶을 때 중단을 하되 그 중단한 시간을 본인의 시간으로 기억해 놓는다.

전완으로 체중을 지탱하지 않고, 푸쉬업 할 때처럼 팔을 쭉 뻗어서 체중을 지탱하면 하이 플랭크 라고 한다. 나머지 요령들은 기본 플랭크와 같다. 마찬가지로 자세를 유지하고 엉덩이가 처지지 않을 수 있도록, 복근과 둔근에 적당한 힘을 주어야 한다.

· 리버스 크런치 reverse crunch

크런치에서처럼 바닥에 편하게 눕는다. 역시 크런치 때와 마찬가지로, 자연

플랭크
plank

허리가 내려가거나 등을 굽히지 않도록 주의한다.

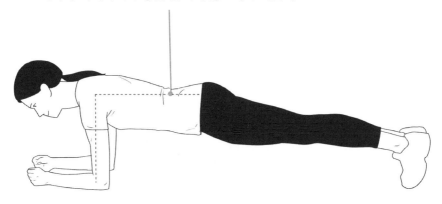

· 엎드린 자세에서 다리를 쭉 펴고, 팔꿈치가 어깨와 수직선상이 되게 한다. 엉덩이의 높이를 몸 전체가 일직선이 되는 위치에서 살짝 위로 잡는다.

· 30초간 유지하는 것을 목표로 하고, 점점 시간을 늘려보자.

스럽게 허리 뒤에 생긴 공간이 없어지도록 허리를 바닥에 붙인다. 마찬가지로 양발바닥을 바닥에 대는데, 즉 양다리는 쭉 펴지 않고 무릎을 살짝 구부린 상태가 된다.

크런치에서는 하체를 고정하고 상체를 움직였으나, 리버스 크런치는 반대로, 상체를 고정한 상태에서 하체를 움직인다. 즉 허리를 말아 올려서, 무릎이 구부러진 상태 그대로 다리 전체를 살짝 들어올려 허벅지를 배 쪽으로 당긴다. 양팔은 자연스럽게 바닥에 내려놓은 상태를 유지한다. 그랬다가 다리를 다시 원래 위치로 되돌리는데, 이때 발을 바닥에 내려놓지는 말고 살짝 닿기 전까지 가는 것이 좋다. 그러고 나서 다시 다리를 들어 올리고, 이런 식으로 반복한다.

이렇게 허리가 말려 올라가는 식으로 하체를 움직이는 걸 골반에 약간 후방경사를 준다고도 표현하는데, 이래야 고관절 근육이 사용되지 않고 복근이 사용되게 된다. 반대로 만약 허리의 아치를 그대로 유지하면서 다리를 당기면 복근보다는 고관절 주변의 근육이 사용되게 되므로, 그렇게 되지 않도록 주의한다.

이 동작은 주로 하복부 운동에 해당되는데, 이런 식으로 상체가 고정되고 하체가 움직이면 하복부 근육이 주로 작용되고, 반대로 이전의 크런치처럼 하체가 고정되고 상체가 움직이면 상복부 근육이 주로 작용된다.

힘들면 다리가 원래 위치로 돌아갈 때 발을 바닥에 잠시 내려놓았다가 다시 들어 올린다. 그리고 허벅지를 배 쪽으로 당기는 게 힘들면 그 전 단계까지만, 즉 다리를 살짝 들어올리는 것까지만 실시한다. 반대로 강도를 올리고 싶으면 허벅지를 배 쪽으로 당길 때 더 역동적으로 많이 당긴다. 발이 머리보다 더 넘어갈 수도 있다.

· **힙 레이즈** hip raise | 중급 이상

리버스 크런치에서처럼 바닥에 편하게 누워서, 자연스럽게 허리 뒤에 생긴 공간이 없어지도록 허리를 바닥에 붙인다. 마찬가지로 양발바닥을 바닥에 대는데, 즉 양다리는 쭉 펴지 않고 무릎을 살짝 구부린 상태가 된다.

여기에서 리버스 크런치에서의 첫 움직임 동작을 좀 더 강하게 한다. 즉 허리를 말아 올려서 무릎이 구부러진 상태 그대로 다리 전체를 살짝 들어올려 허벅지를 배 쪽으로 당기는 동작이었는데, 힙 레이즈는 이 동작을 좀 더 강하게 하면서 자연스럽게 이어서 힙을 바닥에서 떼어, 두 발을 하늘을 향해 쭉 뻗는다. 이때 허리까지 따라 올라가게 되므로, 발이 가장 고점에 도달했을 때 체중은 등 윗부분과 양팔로 지지하게 된다. 이때 팔은 자연스럽게 펴져 있는 상태로 바닥을 잘 지지하면 된다.

내릴 때도 올릴 때와 같은 궤적으로 내리면 된다. 즉 두 발이 다시 내려오면서 말아 올린 허리를 다시 풀어 발이 바닥 근처까지 가게 된다. 그러나 발을 바닥에 대지는 말고, 약간 떨어진 상태까지 갔다가, 다시 올리는 동작을 반복한다.

리버스 크런치에서처럼 상체가 고정되고 하체가 움직이므로 주로 하복부 운동에 해당하는데, 리버스 크런치보다 강도가 더 높은 동작이다. 힙 레이즈가 힘들면 무리하지 말고 대신 더 쉬운 동작인 리버스 크런치를 한다. 반대로 강도를 올리고 싶으면, 속도를 더 높여서 진행한다.

· 레그 레이즈 leg raise

역시 상체가 고정되고 하체가 움직이는, 즉 하복부 운동이다. 리버스 크런치와 비슷한데 다리를 구부리고 진행하는 리버스 크런치와 달리 다리를 펴고 진행한다는 점이 다르다. 다리를 펴고 동작을 하면 다리 근육도 일부 사용하게 되어, 다리가 거의 개입되지 않는 리버스 크런치와 다른 자극을 준다.

리버스 크런치에서처럼 바닥에 편하게 눕되, 이번에는 다리를 쭉 뻗어 준다. 리버스 크런치에서는 무릎이 구부러진 상태에서 다리가 올라갔었으나, 이번에는 다리를 쭉 편 상태에서 다리를 움직인다. 즉 상체를 고정한 상태에서 다리를 쭉 편 상태 그대로 다리 전체를 들어올려 허벅지를 배 쪽으로 당긴다. 허벅지가 배 쪽에 가까워진 상태에도 다리를 편 채로 유지할 수 있으면 그렇게 하는데, 대체로는 중간에 무릎이 약간은 구부러지게 된다. 이를 안 구부리려고 무리하지 말고 자연스럽게 굽어지는 정도는 그대로 놔두면 되는데, 단 일부러 구부리지는 않는다. 리버스 크런치에서처럼 양팔은 자연스럽게 바닥에 내려놓은 상태를 유지한다.

그랬다가 다리를 다시 원래 위치로 되돌리는데, 이때도 리버스 크런치와 마찬가지로 발을 바닥에 내려놓지는 말고 살짝 닿기 전까지 가는 것이 좋다. 그러고 나서 다시 다리를 들어 올리고, 이런 식으로 반복한다.

힘들면 무릎을 90도 정도로 굽히고 실시한다. 다리가 원래 위치로 돌아갈 때 발을 바닥에 잠시 내려놓았다가 다시 들어 올리는 것도 더 쉽게 하는 한 방법이다. 반대로 강도를 올리고 싶으면, 다리를 올리고 내리는 속도를 더 높여서 진행한다.

· **시저스**scissors

역시 상체가 고정되고 하체가 움직이는, 즉 하복부 운동이다. 레그 레이즈와 다른 점들은 다 같지만, 양다리를 동시에 들고 내리는 레그 레이즈와 달리 다리를 한쪽씩 번갈아서 진행한다는 점이 다르다. 즉 바닥에 눕고 양다리를 쭉 뻗은 다음, 오른 다리는 고정한 상태에서 왼 다리를 들어올리고, 왼 다리를 내리면서 동시에 오른 다리를 들어올리는 것을 반복한다. 레그 레이즈에서처럼 양팔은 자연스럽게 바닥에 내려놓은 상태를 유지한다. 이렇게 하면 레그 레이즈에서 한 번에 두 다리를 들기 위해서 사용되었던 폭발적인 힘이 분산되는 효과를 가져와, 난이도가 다소 내려간다.

레그 레이즈와 시저스의 관계처럼 팔이나 다리 양쪽을 동시에 움직이는 동작을 한쪽씩 움직이는 동작으로 바꿔서 운동해 보면, 단순히 난이도가 내려가는 외에도 새로운 자극을 느낄 수 있다. 따라서 서로 보완 운동으로 병행하면 좋다. 시저스와 같이 다리, 팔 등을 왼쪽 한번 오른쪽 한번 하는 식으로 움직이는 동작은, 양쪽을 각 한 번씩 한 것을 전체의 한 번으로 카운팅한다.

힘들면 무릎을 90도 정도로 굽히고 실시한다. 그것보다 더 쉽게 하려면 바로 다음에 나오는 플러터 킥으로 바꾸어 준다. 반대로 강도를 올리고 싶으면, 다리를 올리고 내리는 속도를 더 높여서 진행한다.

· 플러터 킥 flutter kick

시저스와 비슷하나 가동 범위를 그보다 훨씬 작게, 수영의 배영에서 킥을 하는 정도로만 움직인다. 이렇게 가동 범위를 줄여서 동작을 하면 근력 요소가 줄어들고 유산소 요소가 올라간다. 따라서 레그 레이즈나 시저스가 힘든 경우에 해 봐도 좋고, 레그 레이즈나 시저스를 무난하게 할 수 있더라도 좀 다른 유산소성 자극을 위해 별도로 진행해 봐도 좋다.

시저스에서처럼 바닥에 눕고 다리를 쭉 뻗는다. 그 후 수영의 배영을 할 때처럼 양다리를 번갈아서 위아래로 차되, 발이 바닥에 닿지 않게 한다. 시저스에서처럼 양팔은 자연스럽게 바닥에 내려놓은 상태를 유지한다. 시저스보다 근력 요소가 낮고 유산소 요소는 높다고 했으므로, 속도를 시저스보다 좀 더 높여서 진행해야 서로 밸런스가 맞다.

힘들면 무릎을 90도 정도로 굽히고 실시한다. 반대로 강도를 올리고 싶으면, 다리를 올리고 내리는 속도를 더 높여서 진행한다. 또는 앞서 설명한 시저스로 바꾸어 준다.

· 인 앤 아웃 in and out

역시 상체가 고정되고 하체가 움직이는, 즉 하복부 운동이다. 고관절을 중심으로 다리를 원호로 움직이는 리버스 크런치, 레그 레이즈와 달리, 다리를 뻗었다 구부렸다 하는 점이 가장 다르다.

이번에는 바닥에 눕지 않고 앉는다. 그리고 상체를 뒤로 30~45도 정도의 각도로 젖히고 양손으로 뒤쪽 바닥을 짚어서 상체 무게를 지탱한다. 즉 본인의 양팔로 '기대어 앉는' 형태가 된다. 양발바닥은 리버스 크런치에서처럼 바닥에 댄다. 즉 양다리는 쭉 펴지 않고 무릎을 살짝 구부린 상태가 된다. 그리고 양발을 서로 붙인다.

이를 시작 자세로 해서, 양발을 모은 채로 허벅지를 가슴 쪽으로 끌어 잡아당긴다. 리버스 크런치 때와는 달리 상체가 바닥에서 떠 있는 상태이므로, 허벅지가 가슴과 상당히 가까워지게 된다. 다음 동작으로 다리를 다시 쭉 뻗되 발이 레그 레이즈 때처럼 바닥을 향해서 떨어지듯 가는 게 아니라, 상체에서 멀어지는 방향으로 즉 발의 궤적이 바닥과 평행에 가깝게 되게 뻗어 준다. 다시 허벅지를 가슴 쪽으로 끌어 잡아당기고 다리를 뻗는 동작을 반복한다. 레그 레이즈 때와 같은 점은 발이 바닥에 닿지 않는다는 점이다. 즉 신체 중 바닥에 닿아 있는 부위는 엉덩이와 두 손바닥뿐임을 주지한다.

힘들면 다리를 뻗었을 때 발을 바닥에 잠시 내려놓았다가 다시 당긴다. 반대로 강도를 올리고 싶으면, 운동 속도를 더 높여서 진행한다.

• 브이 업 v up | 중급 이상

상체의 움직임은 싯업과 비슷하여 역시 코어 전반적인 운동에 해당하나, 하체는 레그 레이즈의 동작을 하기 때문에 하복부 운동도 추가되어 있다. 따라서 운동량과 난이도가 싯업과 레그 레이즈보다 더 높다.

바닥에 편하게 눕고, 싯업에서처럼 양팔을 자연스럽게 만세를 하는 식으로 머리 옆 바닥에 놓는다. 다리는 레그 레이즈에서처럼 쭉 뻗어 준다. 이 상태에서 상체와 양팔의 반동을 일부분 이용하여 상체를 일으킨다. 다리는 레그 레이즈에서처럼 쭉 편 상태 그대로 다리 전체를 들어올려 허벅지를 배 쪽으로 당긴다. 허벅지가 배 쪽에 가까워진 상태에도 다리를 편 채로 유지할 수 있으면 그렇게 하는데, 대체로는 중간에 무릎이 약간은 구부러지게 된다. 이를 안 구부리려고 무리하지 말고 자연스럽게 굽어지는 정도는 그대로 놔두면 되는데, 단 일부러 구부리지는 않는다.

이렇게 하면 손과 발이 가까워지면서, 옆에서 보면 몸의 전체 모양이 V자가 된다. 그래서 브이 업이라고 한다. 손과 발이 가까워지는 정도는, 손과 발이 닿을 때까지 가면 최대한인데 무리하지는 말고 본인이 할 수 있는 만큼만 한다. 다음으로 다시 상체와 하체를 내리면서 원래 시작했었던 누운 자세로 돌아가면 된다.

다른 코어 동작들보다 난이도가 다소 높은 편이므로, 하기 힘들면 무리하지 말고 다른 동작들을 하도록 한다. 반대로 강도를 높이려면, 상체와 하체를 각각 최대한 직선 모양으로 유지한다.

· 사이드 크런치 side crunch

코어 전반적인 운동들과 상복부/하복부 포커스의 운동들을 했으니, 이제 배 옆쪽의 복근인 복사근을 자극하는 운동들을 알아보자. 사이드 크런치도 하체가 고정되고 상체를 잡아당기는 방식은 크런치와 비슷하나, 크런치와 달리 바닥에 옆으로 누워서 진행하므로 주로 복사근이 사용되게 된다.

바닥에 옆으로 눕는다. 우선 왼쪽으로 누웠다고 가정하자. 누워서 양다리를 쭉 펴지 않고 무릎을 살짝 가슴 쪽으로 구부리는 건 크런치와 같다. 이 상태에서 오른손은 크런치에서처럼 오른쪽 귀에 살짝 댄다. 왼손은 앞으로 나란히를 하듯 쭉 뻗어도 되고 오른손처럼 왼쪽 귀에 살짝 대도 된다. 본인이 더 편한 자세로 하도록 한다.

크런치에서 상부 복근을 사용했던 것처럼 이번에는 복사근을 사용하여, 상체를 살짝 바닥에서 떼었다가 다시 원 자세로 돌아가는 동작을 반복한다. 손으로 머리를 잡지 않고 귀에 살짝 대는 이유는 크런치에서와 마찬가지로 목만 까딱까딱거리는 것을 방지하기 위함이므로, 이에 신경을 써서 복사근에 집중하고 복사근을 쥐어짜는 느낌을 계속해서 가져간다. 목만 까딱거리게 되면 복사근 운동이 아니라 목운동이 되어버릴 뿐만 아니라, 목에 과도하게 자극이 가서 부상의 원인이 될 수가 있다. 오른쪽을 하고 나면, 왼쪽도 동일하게 진행한다.

역시 마찬가지로, 가동 범위에 욕심을 내서 더 높이 올리려고 무리해서 목에 힘을 주게 되는 것을 조심하는 게 중요하다. 본인의 능력만큼만 하면 되니까 걱정하지 말고, 대신 복사근에 신경을 써서 복사근으로 당기는 느낌에 집중한다. 움직임이 별로 없어도 괜찮다. 반대로 강도를 높이려면, 허리 관절을 접지 않는 한도 내에서 복사근을 최대한 많이 당긴다. 당긴 상태에서 잠시 정지한다. 그 후 천천히 다시 원래 자세로 돌아온다.

· 오블리크 크로스오버 크런치 oblique crossover crunch

이 운동은 옆으로 눕지 않고 크런치처럼 똑바로 누워서 하는 복사근 운동이다. 크런치에서처럼 바닥에 편하게 눕고 양 무릎을 살짝 구부린다. 이 상태에서 오른손을 사이드 크런치에서처럼 오른쪽 귀에 살짝 대고, 왼손은 자연스럽게 바닥에 내려놓는다. 그리고 왼발을 오른쪽 무릎 위에 올려놓는다.

이번 운동은 상체를 똑바로 당기는 것이 아니라, 오른쪽 팔꿈치를 왼쪽 무릎 쪽으로 가까이 가져간다. 즉 상체를 비스듬히 당기게 되는데, 이때도 크런치에서와 마찬가지로 복근을 사용하려고 의식해야 하며 목에 힘을 주어서는 안 된다. 무릎과 팔꿈치가 닿을 정도로 움직이면 좋고, 안되면 최대한 닿는 방향으로 가동 범위를 최대화시켜 준다. 그 후 상체가 다시 바닥으로 돌아왔다가, 다시 오른쪽 팔꿈치를 왼쪽 무릎 쪽으로 가까이 가져가기를 반복한다.

끝나고 나면 왼쪽과 오른쪽을 반대로 바꾸어서 진행하면 된다. 즉 왼손을 왼쪽 귀에 살짝 대고, 오른손을 바닥에 내려놓고, 오른발을 왼쪽 무릎 위에 올려놓는다. 그리고 왼쪽 팔꿈치를 오른쪽 무릎 쪽으로 가까이 가져갔다가 돌아오기를 반복한다.

가동 범위에 욕심을 내서 더 높이 올리려고 무리해서 목에 힘을 주게 되는 것을 조심하는 게 중요하다. 본인의 능력만큼만 하면 되니까 걱정하지 말고, 대신 복사근에 신경을 써서 복사근으로 당기는 느낌에 집중한다. 움직임이 별로 없어도 괜찮다. 반대로 강도를 높이려면, 복사근을 최대한 많이 당겨서 무릎과 팔꿈치가 닿게 한다. 닿은 상태에서 잠시 정지한다. 그 후 천천히 다시 원래 자세로 돌아온다.

· 복부 바이시클 ab bicycle

등을 바닥에 대고 누워서 양손을 양 귀에 대고 준비한다. 시작하면 왼쪽 무릎과 오른쪽 무릎을 번갈아 가면서 한 번씩 가슴 쪽으로 끌어 잡아당기는데, 허벅지가 가슴에 닿는 느낌으로 하면 된다. 이때 양손을 양 귀에 댄 상체는 트위스트 동작을 하는데, 오른 무릎이 당겨질 때 상체를 오른쪽으로 돌려주고, 반대로 왼 무릎이 당겨질 때 상체를 왼쪽으로 돌려준다. 마치 자전거를 타는 모양 같다 해서 바이시클 또는 복부 바이시클이라고 불린다. 플러터 킥에서처럼,

왼쪽과 오른쪽을 한 번씩 한 것을 전체의 한 번으로 카운팅한다.

이때 무릎과 팔꿈치가 닿을 정도로 움직이면 좋고, 안되면 최대한 닿는 방향으로 가동 범위를 최대화 시켜 준다. 오른쪽 무릎과 왼쪽 팔꿈치가 닿고, 왼쪽 무릎과 오른쪽 팔꿈치가 닿는 방향으로 움직여야 한다. 이와 반대가 되면 안 된다.

· 스팀 엔진

복부 바이시클을 서서 하면 스팀 엔진이다. 즉, 똑바로 서서 시작하면 무릎을 왼쪽 무릎 오른쪽 무릎 번갈아 한 번씩 가슴 쪽으로 끌어 잡아당기는데, 허벅지가 가슴에 닿는 느낌으로 하면 된다. 이때 양손을 양 귀에 댄 상체는 트위스트 동작을 하는데, 오른 무릎이 당겨질 때 상체를 오른쪽으로 돌려주고, 반대로 왼 무릎이 당겨질 때 상체를 왼쪽으로 돌려준다. 복부 바이시클에서처럼, 왼쪽과 오른쪽을 한 번씩 한 것을 전체의 한 번으로 카운팅한다.

무릎과 팔꿈치가 닿을 정도로 움직이면 좋고, 안되면 최대한 닿는 방향으로 가동 범위를 최대화시켜 준다. 오른쪽 무릎과 왼쪽 팔꿈치가 닿고, 왼쪽 무릎과 오른쪽 팔꿈치가 닿는 방향으로 움직여야 한다. 이와 반대가 되면 안 된다.

· 러시안 트위스트 Russian twist

앉아서 하는 복사근 운동이다. 인 앤 아웃에서처럼, 바닥에 앉아서 상체를 뒤로 30도 정도의 각도로 젖히고 양발바닥을 바닥에 댄다. 즉 양다리는 쭉 펴

복부 바이시클

ab bicycle

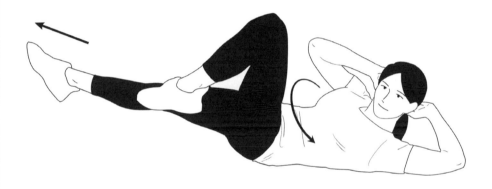

· 바닥에 누워 양손을 귀에 댄 상태에서 왼쪽 무릎과 오른쪽 무릎을 번갈아 가면서 가슴 쪽으로 잡아당긴다. 오른쪽 무릎을 당길 때 상체를 오른쪽으로 돌려 왼쪽 팔꿈치가 오른쪽 무릎에 닿는 느낌으로, 왼쪽 무릎을 당길 때는 왼쪽으로 돌려 오른쪽 팔꿈치가 왼쪽 무릎에 닿는 느낌으로 실시한다.

지 않고 무릎을 살짝 구부린 상태가 된다.

이 자세에서 양손을 모아, 몸의 왼쪽 바닥을 짚었다가 오른쪽 바닥을 짚었다가를 반복한다. 왼쪽과 오른쪽을 한 번씩 한 것을 전체의 한 번으로 카운팅한다. 손으로 짚는 작용으로 인해 상체가 돌아가면서 복사근이 사용된다.

힘들면 양손이 바닥까지 가지 말고 본인이 할 수 있는 만큼으로 가동 범위를 줄인다. 반대로 강도를 높이려면, 양발이 바닥에서 살짝 들린 상태로 동작을 실시한다.

· 힐 터치 heel touch

똑바로 누워서 하는 또 다른 복사근 운동이다. 크런치에서처럼 바닥에 편하게 눕고 양 무릎을 살짝 구부린다. 이 상태에서 왼손으로 왼쪽 발목 복숭아뼈를 터치했다가, 오른손으로 오른쪽 발목 복숭아뼈를 터치하는 것을 반복한다. 왼쪽과 오른쪽을 한 번씩 한 것을 전체의 한 번으로 카운팅한다. 손으로 터치하는 작용으로 인해 상체가 움직이면서 복사근이 사용된다.

힘들면 손이 복숭아뼈까지 가지 말고 본인이 할 수 있는 만큼으로 가동 범위를 줄인다. 반대로 강도를 높이려면, 동작 속도를 높여서 진행한다.

· 사이드 플랭크 side plank

플랭크처럼 정적으로 버티는 운동이지만, 이번에는 몸을 옆으로 향하고 행

함으로써 측면부 코어를 발달시킨다. 플랭크에서는 양 전완과 양발로 체중을 지탱했으나, 사이드 플랭크는 몸이 옆을 향하므로 한 전완과 한 발의 옆면으로 체중을 지탱한다.

오른쪽 전완을 사용하는 경우를 먼저 보자. 바닥에 옆으로 누운 상태에서 다리를 쭉 펴고 양발을 가지런히 모은다. 이 상태에서 오른쪽 전완과 오른발의 옆면 이렇게 두 지점으로 체중을 지탱한다. 그러려면 몸 전체가 일직선이 되도록 쭉 뻗어 줘야 한다. 팔꿈치의 위치를 어깨와 수직선상이 되게 하는 건 기본 플랭크와 같고, 복근과 둔근에 힘을 주는 것도 마찬가지다.

이 상태로 자신에게 맞는 시간을 유지하면 된다. 기본 플랭크에서와 마찬가지로, 엉덩이가 원래 위치보다 처지면 안 되고 계속 이 위치를 그대로 유지해야 한다. 시간이 어느 정도 지난 후 만약 힘들어서 엉덩이가 원래 위치보다 처질 수밖에 없게 되면, 아직 다리가 땅에 닿지 않았다는 이유로 계속 버티지 말고 중단하도록 한다.

역시 플랭크에서와 마찬가지로, 회수 기준이 아니라 시간 기준의 운동이므로 본인에 맞는 적당한 운동 시간을 잡아야 하는데, 처음이라 전혀 시간의 감이 없으면 일단 30초 정도를 목표로 해보고 중간에 힘들면 중단을 하되 그 중단한 시간을 본인의 시간으로 기억해 놓으면 된다. 반대로 너무 쉽다 싶으면 더 길게 버텨 보고, 역시 힘들다 싶을 때 중단을 하되 그 중단한 시간을 본인의 시간으로 기억해 놓는다. 왼쪽 전완을 사용하는 경우도 마찬가지로 똑같이 진행한다.

· 플랭크 힙 딥 plank hip dip

플랭크에서 응용된 복사근 운동이다. 엎드린 플랭크 자세를 취한 다음(사이드 플랭크 아니라 일반 플랭크다), 양옆으로 엉덩이를 움직인다. 바닥에 닿아 있는 두 팔꿈치와 양 발가락은 그대로 바닥에서 떨어지지 않는 상태에서 엉덩이만 움직이되, 먼저 오른쪽으로 엉덩이를 땅에 닿을 듯이 움직였다가 다시 원래 자세로 돌아오고, 이번엔 왼쪽으로 엉덩이를 땅에 닿을 듯이 움직였다가 다시 원래 자세로 돌아오는 것을 반복하면 된다. 엉덩이가 움직이는 가동 범위는 각자 개인에 맞추면 된다. 거의 닿기 직전까지 갈 수 있으면 그렇게 하면 되고, 조금밖에 못 움직이겠으면 그만큼만 움직이면 된다.

원래 자세로 돌아오는 시점에서는 일반 플랭크와 자세가 같아진다. 따라서 이 시점에서는 일반 플랭크에서와 마찬가지로 엉덩이의 위치가 무너지지 않게, 몸 전체가 일직선이 되는 지점보다 엉덩이를 약간 위쪽에 위치해야 한다. 왼쪽과 오른쪽을 한 번씩 한 것을 전체의 한 번으로 카운팅한다.

힘들면 본인이 할 수 있는 만큼만 살짝씩 옆으로 움직여 본다. 반대로 강도를 높이려면 바닥에 닿을 때까지 간다.

· 플랭크 니 투 엘보 plank knee to elbow

역시 플랭크에서 응용된 복사근 운동이다. 엎드린 플랭크 자세를 취한 다음, 왼 다리를 살짝 들어서 왼 무릎을 왼쪽 팔꿈치 근처까지 당겨 준다. 그 후 다시 다리를 제자리로 원위치시키고, 이번에는 오른 다리를 살짝 들어서 오른 무릎을 오른쪽 팔꿈치 근처까지 당겨 준다. 다시 다리를 원위치시키고, 이를 반복한다.

체중을 지지하던 한 발이 갑자기 바닥에서 떨어질 때 몸 전체의 무게중심이 바뀌므로 몸이 흔들리거나 불안정해질 수 있는데, 그러지 않도록 즉 움직이는 다리 이외의 부분들은 (나머지 다리, 두 팔, 몸통 등) 최대한 움직이지 않고 고정된 상태를 유지하도록 노력한다. 이는 하이 플랭크 숄더 터치에서와 다소 비슷한 느낌으로 볼 수도 있다. 그리고 플랭크 힙 딥에서처럼, 몸을 움직이는 속에서도 일반적인 플랭크의 코어 긴장감을 유지해야 한다. 왼쪽과 오른쪽을 한 번씩 한 것을 전체의 한 번으로 카운팅 한다.

힘들면 발을 뗀 쪽 무릎을 팔꿈치까지 당기려고 하지 말고 그쪽 방향으로 조금만 움직여 준다. 반대로 강도를 높이려면 무릎이 상박에 닿을 때까지 당겨 준다. 팔꿈치는 바닥에 닿아 있으므로 무릎이 팔꿈치까지 오게 되면 각도가 흐트러지게 되므로 팔꿈치보다 상박에 닿게 한다.

지치지 않는 활력을 불어넣는 유산소 운동

중년에 접어들면 심혈관 질환과 성인병이 발병하기 쉬워지는데, 특히 오랜 시간 의자에 앉아 있는 경우가 많은 사람은 매우 위험할 수 있다. 하지만 그동안 운동을 하지 않았던 사람이라도 꾸준히 유산소 운동을 하면 심장 건강이 급격히 향상된다고 한다. 유산소 운동은 고혈압, 심근경색, 협심증 등의 심혈관 질환과 당뇨, 비만 등 각종 성인병의 발병률을 낮추는 기능을 하고 심혈관계 기능, 폐 기능을 향상시키며 노화를 예방할 수 있다. 또한 우울감을 감소시키는 효과가 있으며, 장기간의 규칙적인 걷기 운동은 인지기능을 향상시킨다고 한다. 심폐의 건강 유지를 위해서는 유산소 운동은 필수적이라고 할 수 있다.

· **제자리뛰기**

말 그대로 제자리에서 뛰는 동작이다. 무릎을 높이 올리면서 뛰면 하이 니 High Knee 라고도 하며, 이 외에도 여러 가지 다양한 버전들이 있다. 환경에 따라 층간소음 등의 문제가 없게 뛰는 방식으로 조절한다. 바닥에 매트를 깔거나 두꺼운 양말 등을 신으면 도움이 된다.

시간 기준으로 하지 않고 횟수로 운동을 할 때는 양발을 한 번씩 구른 것을 1회로 카운팅하는데, 운동량을 늘리기 위해 두 번씩 구른 것을 1회로 카운팅하기도 한다.

힘들면 뛰지 말고 천천히 제자리에서 걷는 동작을 취한다. 반대로 강도를 높이려면 뛰는 속도를 높인다. 층간소음 문제가 없으면 무릎을 높이 올리면서 뛰는 하이 니 방식으로 한다.

· **점핑 잭** jumping jack

편하게 선 상태에서 살짝 점프를 하면서 양발을 동시에 옆으로 벌렸다가 다시 원 상태로 돌아오는 것을 반복하고, 양팔은 옆으로 들었다가 다시 원 상태로 돌아오는 것을 반복한다. 양발이 옆으로 벌려졌을 때 양팔이 올라가고, 마찬가지로 양발이 원 상태로 돌아왔을 때 양팔도 원 상태로 돌아온다. 이렇게 반복한다. 양팔은 쭉 편 상태로 올리되, 올라가는 높이는 어깨높이를 기본으로 해서 본인의 능력에 맞춘다. 즉 그보다 덜 올리거나 더 올리거나 한다.

위로 많이 뛰지 않고, 옆으로 발이 왔다 갔다 하는 동작에만 집중하면 층간소음을 최소화할 수 있다. 제자리뛰기에서와 마찬가지로, 바닥에 매트를 깔거나 두꺼운 양말 등을 신는 것도 도움이 된다. 양발을 이렇게 옆으로 벌렸다가 원 상태로 돌아왔다가 하는 동작을 '무슨 무슨 잭'이라고 부른다. 여기에 양팔이 움직이는 방식에 따라 점핑 잭 외에도 물개 잭, 플랭크 잭 등 여러 가지 동작들이 있다.

힘들면 점프를 하지 않는 버전으로 한다. 즉 왼발이 바닥에 붙어 있는 상태에서, 오른발만 옆으로 살짝 놓았다가 다시 돌아왔다가 하면 된다. 오른발이 옆으로 놓일 때 양팔을 들어 주고, 오른발이 다시 돌아올 때 양팔을 내려 준다. 반대로 오른발을 고정시키고 왼발이 왔다 갔다 하는 식으로 해도 상관없다. 고정시키는 발을 세트마다 바꿔가면서 해도 좋다. 반대로 강도를 높이려면 층간소음 문제가 없다는 가정하에 점프를 높게 하고 양발도 옆으로 많이 벌린다. 양손도 머리 위에서 닿을 때까지 올려 준다.

· 물개 잭 seal jack

점핑 잭과 발 동작은 같고 양팔 동작이 다르다. 양팔을 점핑 잭에서처럼 수직으로 움직이지 않고, '앞으로 나란히'식으로 앞으로 뻗은 시작 자세에서 옆으로 즉 수평으로 양팔을 펼쳤다가 다시 '앞으로 나란히'로 돌아가는 것을 반복한다. 양발이 옆으로 벌려졌을 때 양팔을 펼치고, 양발이 원 상태로 돌아왔을

점핑 잭
jumping jack

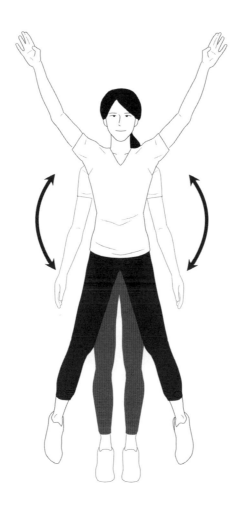

· 편하게 선 상태에서 살짝 점프를 하면서 양발은 옆으로 벌리고, 양팔은 옆으로 들었다가 원위치로 돌아오는 것을 반복한다.

때 양팔도 원 상태로 돌아온다. 이렇게 반복한다. 마치 물개가 박수를 치는 것 같다고 해서 이름이 물개 잭이다.

힘들면 마찬가지로 점프를 하지 않는 버전으로 한다. 즉, 왼발이 바닥에 붙어 있는 상태에서, 오른발만 옆으로 살짝 놓았다가 다시 돌아왔다가 하면 된다. 오른발이 옆으로 놓일 때 양팔을 벌려 주고, 오른발이 다시 돌아올 때 양팔도 돌아온다. 반대로 오른발을 고정시키고 왼발이 왔다 갔다 하는 식으로 해도 상관없다. 고정시키는 발을 세트마다 바꿔가면서 해도 좋다.

반대로 강도를 높이려면 층간소음 문제가 없다는 가정하에 점프를 높게 하고 양발도 옆으로 많이 벌린다.

• 플랭크 잭 plank jack

하이 플랭크 자세에서 시작한다. 점핑 잭에서처럼 양발을 동시에 옆으로 벌렸다가 다시 원 상태로 돌아오는 것을 반복하는데, 점핑 잭에서는 순간적으로 체중이 완전히 공중에 뜨지만 여기서는 하이 플랭크 자세이므로 양손에 여전히 체중의 일부가 계속 실려 있게 된다. 따라서 양팔은 움직이지 않는다. 체중의 밸런스가 무너지지 않도록 하면서 양발을 동시에 옆으로 벌렸다가 다시 원 상태로 돌아오는 것을 반복하면 된다.

점핑 잭에서와 마찬가지로, 발을 위로 많이 뛰지 않고 옆으로 발이 왔다 갔다 하는 동작에만 집중하면 층간소음을 최소화할 수 있다. 집에서 하는 경우에는 양말을 신고 발을 끌면서 즉 발이 바닥에서 떨어지지 않게 하면서 하는 방법도 무난하다.

힘들면 발이 옆으로 움직이는 거리를 더 작게 한다. 반대로 강도를 높이려면, 푸쉬업을 같이 해준다. 즉, 발이 양옆으로 나갈 때 팔을 굽히고, 발이 다시 돌아올 때 팔을 펴준다.

· 마운틴 클라이머 mountain climber

플랭크 잭처럼 하이 플랭크 자세에서 시작한다. 운동 시작과 함께 왼쪽 허벅지를 가슴 쪽으로 당겨 주고(왼발은 바닥에서 떨어진 상태가 된다), 왼쪽 다리를 원위치로 되돌리면서 이번에는 오른쪽 허벅지를 가슴 쪽으로 당겨 준다. 다시 오른쪽 다리를 원위치로 되돌리면서 왼쪽 허벅지를 당겨 준다. 이런 식으로 양다리를 번갈아 가면서 움직인다. 동작이 마치 산을 오르는 것 같다고 해서 이름이 마운틴 클라이머이며, 왼쪽 오른쪽 각 1번씩 한 것을 전체의 1회로 카운팅한다.

힘들면 한 다리가 원위치로 돌아갔을 때 나머지 다리를 바로 움직이지 말고 잠시 쉬어 준다. 반대로 강도를 올리려면, 다리의 움직임을 더 빨리 해준다.

· 버피 burpee

앞서 설명한 유산소 운동들보다 강도가 좀 더 높은 운동이다. 2가지 정도의 구분 동작으로 설명이 되는 대부분의 유산소 운동들에 비해서, 버피는 4개의 동작으로 나뉜다. 첫째 똑바로 선 자세에서 시작해서, 둘째 스쿼트를 하듯 몸을 낮추며 양손으로 바닥을 짚고, 셋째 바닥에 닿아 있는 양손으로 체중을 잘 지지한 상태에서 양다리를 뒤로 쭉 뻗어 하이 플랭크 자세를 만들고, 넷째 다시 양발을 바닥에 닿아 있는 양손 쪽으로 가져오고, 다시 최초의 똑바로 선 자세로 돌아오면 1회가 끝난다.

이상이 기본 버피인데, 난이도를 올리기 위해서 하이 플랭크 자세가 된 다음에 푸쉬업을 1회 하기도 하고, 선 자세로 돌아올 때 점프를 하기도 한다. 이렇게 하면 기본적으로 유산소 운동인 버피에 근력 운동 요소를 더 추가할 수 있다.

반대로 난이도를 줄이거나 층간소음을 없애기 위해서, 발을 뒤로 보낼 때나 다시 손 쪽으로 가져올 때 발을 바닥에서 떼지 않고 바닥을 끌면서 진행하면 소프트 버피, 또는 슬라이딩 버피라고 한다. 이때는 발을 뒤로 보내는 거리도 다소 짧게 한다. 인도 요가의 동작인 차투랑가 단다사나 chaturanga dandasana 에 비슷한 움직임이 나오는 등 메커니즘 자체는 인류 운동사에서 매우 오래된 동작이며, 과거와 현재의 세계 각국 군대에서도 많이 쓰이고 있다.

힘들면 전체적으로 속도를 줄이고, 앞의 설명대로 소프트 버피 또는 슬라이딩 버피로 진행한다. 양발을 동시에 움직이지 말고 한 발씩 스텝으로 움직이면 더 쉬워진다. 반대로 강도를 올리려면, 역시 앞의 설명대로 하이 플랭크 자세가 된 다음에 푸쉬업 1회를 추가한다. 선 자세로 돌아올 때 점프 1회를 추가해 주

는 것도 좋다. 일어서는 동작에 자연스럽게 이어서 점프를 한다. 운동량을 추가

하려면 점프와 함께 양손을 만세를 하듯이 위로 들어 준다.

4050 운동법
하루 10분 루틴

맨몸 운동의 동작 조합 방법

이제 이상의 여러 가지 동작들을 조합하여 운동 루틴을 만들어 볼 순서다. 조합하는 방법은 여러 가지가 있지만, 방법론을 설명하기 전에 일단 조합의 실제 예를 하나 보면서 얘기를 해보자. (동작 조합의 예: 5가지 동작, 10분 운동)

① 맨몸 스쿼트

② 푸쉬업

③ 제자리뛰기

④ 변형 슈퍼맨

⑤ 복부 바이시클

첫 운동인 맨몸 스쿼트를 30초간 시행한 후 30초간 휴식하고, 다음 운동인 푸쉬업을 30초간 시행한 후 30초간 휴식하는 식으로 5가지 운동을 순차적으로 시행한다.(정해진 운동 조합을 첫 번째부터 마지막 순서까지 순차적으로 시행하는 것을 1라운드로 본다.) 마지막 운동인 복부 바이시클을 하고 30초간 휴식하고 나면 다시 맨몸 스쿼트로 돌아가서 다시 5가지 운동을 순차적으로 시행한다. 이렇게 2라운드를 하고 나면 총 9분 30초, 대략 10분이 걸리게 된다. 직관적으로 시간을 알 수는 없으므로 시계나 타이머를 옆에 놓고 운동을 하는 것이 좋다.

이렇게 그대로 할 수 있는가 없는가는 개인마다 다를 것이다. 하고 나서 쉽다고 느끼는 사람도 있겠지만 힘들다고 느끼는 사람도 있을 것이다. 따라서 해보고 나서 자신에게 맞게 강도를 조정하면 좋다.

쉽다고 느끼는 경우에는 강도를 좀 더 올리면 좋은데 여러 가지 방법이 있다. 5가지 운동을 2라운드 반복했으니 다음에는 3라운드를 반복해 볼 수도 있고, 30초간 운동하고 30초간 휴식하는 방식을 40초간 운동하고 20초간 휴식하는 것으로 바꿀 수도 있다. 이런 식으로 강도를 더 높여서 해보고, 여전히 쉬우면 계속해서 더 높여 나가면 된다. 그러다가 적당히 힘이 들고 숨이 차는 단계가 됐다 싶으면, 그 강도를 현재의 자신에게 맞는 강도로 설정하면 된다.

반대로 어렵다고 느끼는 경우에는 강도를 낮춰야 한다. 단, 그냥 낮추면 마냥 편하게 낮춰 버리기 쉽기 때문에 그렇게 하지 않도록 요령이 필요하다. 가령 5가지 운동 2라운드(10분)를 하는 것이 힘들면 일단 1라운드(5분)만 해야 하지 않을까 생각하기 쉬운데, 이렇게 하지 말고 다음과 같은 식으로 진행해 보자.

예를 들어 5가지 운동 1라운드를 순차적으로 진행했더니 힘이 들어서 여기서 중단해야 되지 않을까 생각이 들었다고 가정하자. 그러나 생각해보면 중단할 필요가 없다. 남은 1라운드를 마저 하되, 각 운동 시간 30초를 다 운동으로 채우지 않으면 된다. 운동을 조금 하다가 잠시 쉬고 하는 식으로 일단 운동 시간 30초를 보내고, 다음 휴식 30초를 또 쉬면 다시 체력이 일부 회복이 될 것이다. 그렇게 각 운동 시간 30초 동안 중간중간 쉬어가면서 운동을 하면 나머지 1라운드를 버틸 수 있을 것이다. 이렇게 하는 것이 두 번째 1라운드를 아예 안하는 것보다 낫다.

동작 조합의 원리

우선 다음의 5개 동작을 왜 채택했는지 살펴보자.

① 맨몸 스쿼트

② 푸쉬업

③ 제자리뛰기

④ 변형 슈퍼맨

⑤ 복부 바이시클

5개의 동작을 앞서 개별 운동편에서 분류해 놓은 그룹별로 맞춰 보면, 순서대로 하체 운동, 상체 운동, 유산소 운동, 상체 운동, 코어 운동에 해당한다. 이와 같이, 전신 운동인 경우에는 전체의 밸런스를 위해 4개 운동군(하체, 상체, 코어, 유산소)에서 골고루 동작을 가져오면 된다.

동작 개수가 4의 배수일 경우에는 숫자가 딱 맞아 떨어지겠지만, 그렇지 않더라도 그때그때 적절히 동작을 추가로 선정해 주면 된다. 이번 경우처럼 5개의 동작을 하는 경우에는 4개 운동군에서 각 1개씩, 그리고 나머지 1개는 상체 운동에서 변형 슈퍼맨을 추가했는데, 변형 슈퍼맨이 등 운동 즉 상체 운동이면서 동시에 코어도 일부 자극하기 때문에 추가했다. 또는, 예를 들어 오늘 하체 운동을 조금 더 하고 싶다고 하면 추가 1개 위치에 하체 운동을 넣을 수도 있을 것이고, 코어 운동을 더 원한다면 코어 운동을 추가할 수도 있을 것이다.

마찬가지로 예를 들어 동작 수를 좀 늘리고 싶어서 7개의 동작을 하는 경우라면, 8개였으면 4개 운동군에서 2개씩 취하였겠지만 거기서 1개가 모자라므로 4개 운동군 중 하나에서는 1개만 취하면 된다. 예를 들어 최근에 코어 운동을 많이 했다고 가정하여 코어 운동은 1개만 취하고, 하체 2개, 상체 2개, 유산소 2개를 할 수 있다. 그러면 합이 7개가 된다.

운동의 순서

무난하게 하는 방법은 4개 운동군을 순차적으로 돌아가면서 하는 것이다.

위의 5개 동작의 예를 보면, 맨몸 스쿼트(하체 운동), 푸쉬업(상체 운동), 제자리 뛰기(유산소 운동), 변형 슈퍼맨(상체 운동), 복부 바이시클(코어 운동)의 순서에는 한 운동군이 연속적으로 배치되지 않았다. 이렇게 배치하는 것이 전신 신진대사 운동의 기본적인 방식이다.

그러나 의도적으로 운동 강도를 더 높이려면, 특히 근육 형성과 근력 증가를 더 염두에 두려면 같은 운동군을 연속적으로 배치하면 된다. 한 운동군당 2개 동작씩 하는, 다음 8개 동작을 조합해야 하는 경우의 예를 보자.

· 하체: 맨몸 스쿼트, 포워드 런지

· 상체: 푸쉬업, 변형 슈퍼맨

· 코어: 복부 바이시클, 크런치

· 유산소: 제자리뛰기, 점핑 잭

이 8개 동작을 배치하려면 기본적으로는 한 운동군 다음에 다른 운동군이 오게 한다. 예를 들어 다음과 같이 배치하면 된다.

- 맨몸 스쿼트(하체)

- 푸쉬업(상체)

- 복부 바이시클(코어)

- 제자리뛰기(유산소)

- 포워드 런지(하체)

- 변형 슈퍼맨(상체)

- 크런치(코어)

- 점핑 잭(유산소)

그러나 의도적으로 운동 강도를 더 높이려면, 특히 근육 형성과 근력 증가를 더 염두에 두려면 같은 운동군을 연속적으로 배치할 수 있다고 했으므로, 이 경우에는 다음과 같이 배치할 수 있다.

- 맨몸 스쿼트(하체)

- 포워드 런지(하체)

- 푸쉬업(상체)

- 변형 슈퍼맨(상체)

- 복부 바이시클(코어)

- 크런치(코어)

- 제자리뛰기(유산소)

- 점핑 잭(유산소)

운동 루틴 방식: 시간 채우기와 횟수 채우기

앞서 예를 들었던 5개 동작 운동의 경우, 한 동작을 30초 운동하고 30초 쉬고 다음 동작으로 넘어가는 방식으로 진행했었다.

- 맨몸 스쿼트 30초 진행

- 30초 휴식

- 푸쉬업 30초 진행

- 30초 휴식

- 제자리뛰기 30초 진행

- 30초 휴식

- 변형 슈퍼맨 30초 진행

- 30초 휴식

- 복부 바이시클 30초 진행

이렇게 진행했었으나, 몸에 이와 다른 자극을 주기 위해, 시간 대신 횟수를 채우는 방식으로 바꿀 수 있다.

- 맨몸 스쿼트 10회

- 푸쉬업 10회

- 제자리뛰기(4번 스텝을 1회로 함) 10회

- 변형 슈퍼맨 10회

- 복부 바이시클 10회

이렇게 순차적으로 시행할 수 있다. 시간을 정하지 않는 방식이므로 각 동작 사이의 휴식은 정확한 시간을 미리 정하지 않고, 적당히 숨을 고르고 다음 동작을 시작하는 것으로 하면 된다.

시간 방식과 회수 방식은 어느 한 방식이 절대적으로 더 우월한 것이 아니라, 운동 자극을 변화시켜서 몸이 다양한 운동 효과를 받게 하는 원리라고 보면 된다. 따라서 다양한 방식을 시도해 보고 본인의 느낌에 맞는 방식을 선택할 수도 있고, 여러 가지 방식을 채택하여 바꾸어 가면서 진행할 수도 있다.

시간을 정하는 방식에서 5개 운동을 2라운드 반복했던 것처럼, 회수를 정하는 이번 방식에서도 5개 운동을 2라운드 반복하는 것을 기본으로 삼을 수 있다. 그러나 역시 시간 방식과 마찬가지로, 이번 회수 방식에서도 개인의 운동 능력에 맞춰서 2라운드를 3~4라운드로 늘릴 수 있다. 각 라운드 사이에도 역시 개인의 운동 능력에 맞춰서, 적당히 숨을 고르고 휴식을 취한 후 다음 라운드로 들어가면 된다.

또 다른 회수 방식으로는 디센딩descending, 어센딩ascending 방식이 있다. 10회씩 1라운드를 시행한 후에 1개를 줄여서 9회씩 1라운드, 그다음에 다시 1

개를 줄여서 8회씩 1라운드, 이런 식으로 순차적으로 회수를 줄여 나가서(디센딩

이라고 한다) 1회까지 줄이고 나면, 다시 1회씩 순차적으로 횟수를 늘려 나가서(어

센딩이라고 한다) 다시 10회까지 늘리고 나면 끝나는 방식이다. 즉 다음과 같다.

- 맨몸 스쿼트 10회

- 푸쉬업 10회

- 제자리뛰기 (4번 스텝을 1회로 함) 10회

- 변형 슈퍼맨 10회

- 복부 바이시클 10회

- 맨몸 스쿼트 9회

- 푸쉬업 9회

- 제자리뛰기 9회

- 변형 슈퍼맨 9회

- 복부 바이시클 9회

…(중략)

- 맨몸 스쿼트 2회

- 푸쉬업 2회

- 제자리뛰기 2회

- 변형 슈퍼맨 2회

- 복부 바이시클 2회

- 맨몸 스쿼트 1회

- 푸쉬업 1회

- 제자리뛰기 1회

- 변형 슈퍼맨 1회

- 복부 바이시클 1회

맨몸 스쿼트 2회

푸쉬업 2회

제자리뛰기 2회

변형 슈퍼맨 2회

복부 바이시클 2회

…(중략)

- 맨몸 스쿼트 9회

- 푸쉬업 9회

- 제자리뛰기 9회

- 변형 슈퍼맨 9회

- 복부 바이시클 9회

- 맨몸 스쿼트 10회

- 푸쉬업 10회

- 제자리뛰기 10회

- 변형 슈퍼맨 10회

- 복부 바이시클 10회

역시 운동 자극을 변화시켜서 몸이 다양한 운동 효과를 받게 하는 또 다른 방식이다. 이러한 다양한 방식들을 여러 가지 조합으로 시도해 보고, 본인에 맞는 방식을 찾도록 하자. 물론 여러 가지 방식을 채택하여 바꾸어 가면서 진행하는 것이 가장 무난하다.

운동 진행에 따른 강도 변화

5개 운동 루틴을 시간 단위로 운동하는 경우를 처음 설명했을 때, 개인별 운동 강도를 조정하는 예를 들었었다. 힘들 때 운동 강도를 낮추는 방법과 반대로 쉬울 때 운동 강도를 높이는 방법을 언급했었으니 다시 한 번 참조하도록 하자.

그런데 이렇게 해서 자신에게 맞는 어떤 정도의 강도를 설정해서 매일 운동을 하다 보면, 근력과 심폐기능 등이 점차 향상돼서 그 특정 강도의 루틴이 쉽게 느껴지게 된다. 이렇게 되면 운동 강도를 높이는 설정을 다시 진행해서, 향상된 현재의 본인의 능력에 다시 운동을 맞추어 줘야 한다.

앞서 언급했던 운동 강도를 높이는 방법을 다시 보면, 예를 들어 5가지 운동을 두 번 반복했으면 이번에는 세 번 반복해 볼 수도 있고, 30초간 운동하고 30초간 휴식하는 방식을 40초간 운동하고 20초간 휴식하는 것으로 바꿀 수도 있다고 했었다. 이런 식으로 강도를 더 높여서 해 보고, 여전히 쉬우면 계속해서 더 높여 나가면 되는데 그러다가 적당히 힘이 들고 숨이 차는 단계가 됐다 싶으면 그 강도를 현재의 본인에게 맞는 강도로 설정하면 된다고 했었다. 반대로 너무 힘들어서 강도를 과도하게 올렸다 싶으면 다시 조금 강도를 내린다.

매일 운동을 하다 보면 이런 식으로 강도를 계속 올리게 되는데, 이 과정이 상당히 재미있고 매력 있게 느껴져서 계속 운동을 가속화하게 되는 선순환이 이루어진다.

그러나 개인 차이는 존재하므로, 설사 강도가 증가하게 되는 기간이 다소 길게 느껴지더라도 편안한 마음으로 운동을 즐기다 보면 발전은 자연히 따라오게 되니 조급해 하지는 말자. 반대로, 능력 향상과 발전이 즐거워서 너무 흥분하여 운동에 몰두하다 보면 예기치 않게 부상이 오는 경우도 있으므로, 언제나 중용을 지켜서 적당한 긴장감 내지는 적당한 편안함으로 운동을 즐기는 것이 바람직하다.

운동의 주기

운동은 기본적으로 매일 하려고 시도하는 것이 바람직하다. 실제 매일 하는 것도 괜찮지만, 그렇게 항상 시도를 해야 실제 결과적으로 1주일에 3~4회 정도 하게 되는 경우가 많기 때문이다.

남녀노소 관계없이 누구나 무언가로 항상 바쁘기도 하지만, 바쁜 정도만이 시간을 내서 운동을 할 수 있나 하는 여부에 영향을 미치는 것은 아니다. 여유 시간이 많고 적음에 관계없이, 누구나 본인 고유의 리듬과 생활이 있다.

일단 직업이 있으면 직업과 관련하여 들어가는 시간은 제하고 생각해야 할 것이고, 신경을 쓰고 부양을 해야 할 가족이 있다면 또 그 관련 시간도 제하고 생각해야 할 것이다. 그리고 그 외의 자유 시간에도 본인마다 즐겨 하거나 중요하게 생각하는 행동들이 있다. 누구는 반드시 게임을 매일 한 시간씩 하려고 할 것이고, 누구는 반드시 두 페이지씩 매일 글을 쓰려고 할 것이며, 감각적인 영역이든 지적인 영역이든 자신만의 패턴이 있을 텐데 '안 하던 운동을 한다는 것'은 결코 쉽고 만만한 일이 아니다.

　안 하던 운동을 한다는 것은 이처럼 본인만의 고유한 패턴을 일부나마 바꾸는 행위이며, 따라서 예를 들어 1주일에 3회를 하려고 하면 실제 결과적으로는 1주일에 겨우 한 번만 하게 되는 경우가 많다. 주로 월요일이다. 이제 한 주가 시작되니 새로운 마음으로 운동을 하고, 화요일부터는 아직 운동 2번을 더 하기에는 며칠 여유가 있으니 안 하다 보면 한 주가 금세 다 가버리는 것이다.

　따라서 운동을 매일 하려고 시도해야 한다. 그러면 결과적으로 1주일에 3회 정도 하게 되는데, 이 정도 주기가 우리가 '살기 위해 필요한 최소한의 운동량'이라고 볼 수 있다. 물론 이보다 더 자주, 심지어는 매일 해도 초보적인 운동량으로는 큰 문제가 없다. 그러니 최대한 자주 운동을 해 주자. 휴식을 할 때, 특히 밤에 잠을 잘 때 푹 쉬어 주면 충분히 다음날 운동을 위한 회복이 되므로 오버 트레이닝에 대해 걱정할 필요는 없다. 그리고 영양도 잘 섭취해 줘야 하는데, 영양과 휴식에 관하여는 나중에 더 자세히 언급하도록 하겠다.

　단, 나중에 운동 수준이 많이 올라가고 특히 웨이트 운동과 같은 강도가 높은 운동을 하게 되면 매일 하는 것은 좀 무리라고 할 수 있고, 1주일에 하루 정도는 쉬어 주는 게 더 효율적이다.

신체 나이에 맞는 루틴 구성하기

〈초급〉

· 40대 이상을 위한 기본 10분 루틴 1

운동명	방법
① 맨몸 스쿼트 ② 푸쉬업 ③ 제자리뛰기 ④ 변형 슈퍼맨 ⑤ 복부 바이시클	· 각각의 운동을 30초 시행하고 30초 휴식. · 2라운드 반복한다.

· 40대 이상을 위한 기본 10분 루틴 2

운동명	방법
① 푸쉬업 ② 맨몸 스쿼트 ③ 물개 잭 ④ 변형 슈퍼맨 ⑤ 리버스 크런치	· 각각의 운동을 30초 시행하고 30초 휴식. · 2라운드 반복한다.

· 40대 이상을 위한 응용 12분 루틴

운동명	방법
① 맨몸 스쿼트 ② 푸쉬업 ③ 크런치+레그 레이즈 동시 시행 ④ 점핑 잭 ⑤ 벤트 오버 로우 ⑥ 사이드 플랭크(좌우 15초씩)	· 각각의 운동을 30초 시행하고 30초 휴식. · 단, 사이드 플랭크는 왼쪽과 오른쪽을 각각 15초씩 총 30초 실행한다. · 2라운드 반복한다.

· 40대 이상을 위한 응용 16분 루틴

운동명	방법
① 푸쉬업 ② 맨몸 스쿼트 ③ 크런치 ④ 점핑 잭 ⑤ 레니게이드 로우 ⑥ 레그 브릿지 ⑦ 복부 바이시클 ⑧ 버피 ⑨ 변형 슈퍼맨 ⑩ 스플릿 스쿼트(좌우 15초씩) ⑪ 플러터 킥 ⑫ 마운틴 클라이머 ⑬ 파이크 푸쉬업 ⑭ 카프 레이즈 ⑮ 힐 터치 ⑯ 제자리뛰기	· 각각의 운동을 30초 시행하고 30초 휴식. · 단, 스플릿 스쿼트는 왼쪽과 오른쪽을 각각 15초씩 총 30초 실행한다. · 파이크 푸쉬업은 힘들 경우 일반 푸쉬업으로 대체한다.

· 사무실 등 직장에서 할 수 있는 기본 10분 루틴

운동명	방법
① 맨몸 스쿼트 ② (책상) 푸쉬업 ③ 제자리뛰기 ④ 벤트 오버 로우 ⑤ 스팀 엔진	· 각각의 운동을 30초 시행하고 30초 휴식. · 2라운드 반복한다. · 책상을 짚고 하는 푸쉬업도 상체와 하체가 일직선이 되어야 함은 바닥에서 할 때와 같다. 손이 바닥을 짚지 않고 책상을 짚는다는 점만 다르다.

· 모든 연령을 위한 기본 10분 루틴

운동명	방법
① 푸쉬업 ② 포워드 런지 ③ 점핑 잭 ④ 레니게이드 로우 ⑤ 힙 레이즈	· 각각의 운동을 10회씩 실행. · 10분간 휴식 없이 반복한다.

· 5분 기본 복근 운동 루틴

운동명	방법
① 크런치 ② 복부 바이시클 ③ 리버스 크런치 ④ 플랭크 힙 딥 ⑤ 플러터 킥	· 각각의 운동을 40초 시행하고 20초 휴식.

〈중급〉

· 40대 이상을 위한 디센딩-어센딩 루틴(약 25분 소요)

운동명	방법
① 맨몸 스쿼트 ② 푸쉬업 ③ 제자리뛰기(4번 스텝을 1회로 함) ④ 변형 슈퍼맨 ⑤ 복부 바이시클	· 첫 운동인 맨몸 스쿼트를 10회 시행하고, 다음 운동인 푸쉬업을 10회 시행하고, 이런 식으로 5가지 운동을 모두 각 10회씩 시행한다. 운동 사이의 휴식 시간은 따로 정해져 있지 않으므로 최소한으로 하고 다음으로 넘어가면 된다. 이렇게 10회씩 1라운드를 시행한 후에 1개를 줄여서 9회씩 1라운드를 또 시행한다. 즉 첫 운동인 맨몸 스쿼트를 9회 시행하고, 다음 운동인 푸쉬업을 9회 시행하고, 이런 식으로 5가지 운동을 모두 각 9회씩 시행한다. 다음에 다시 1개를 줄여서 8회씩 1세트, 이런 식으로 순차적으로 회수를 줄여 나가서 (디센딩) 1회까지 줄이고 나면, 다시 1회씩 순차적으로 회수를 늘려 나가서 (어센딩) 다시 10회까지 늘리고 나면 끝난다. · 시간이 아니라 회수로 하는 루틴이기 때문에 시계나 타이머는 필요가 없다. 약 25분정도 걸리지만, 본인의 능력에 따라 더 천천히 하거나 더 빨리 할 수 있으므로 개인마다 소요 시간은 달라지게 된다. 본인에게 맞추면 된다.

· **모든 연령을 위한 20분 루틴**(시간 방식)

운동명	방법
① 마운틴 클라이머 ② 엎드려 숄더 프레스 ③ 포워드 런지 ④ 크런치 ⑤ 점핑 잭 ⑥ 버피 ⑦ 푸쉬업 ⑧ 맨몸 스쿼트 ⑨ 플러터 킥 ⑩ 플랭크 잭	· 각각의 운동을 30초 시행하고 30초 휴식. · 2라운드 반복한다.

· **모든 연령을 위한 20분 루틴**(횟수 방식1)

운동명	방법
① 점핑 잭 ② 크런치 ③ 맨몸 스쿼트 ④ 푸쉬업 ⑤ 복부 바이시클 ⑥ 마운틴 클라이머 ⑦ 포워드 런지 ⑧ 변형 슈퍼맨 ⑨ 리버스 크런치 ⑩ 버피	· 각각의 운동을 10회씩 시행. · 3라운드 반복한다. · 약 20분 정도 걸리지만, 본인의 능력에 따라 더 천천히 하거나 더 빨리 할 수 있으므로 개인마다 소요 시간은 달라지게 된다. 본인에게 맞추면 된다.

· 모든 연령을 위한 20분 루틴(횟수 방식2)

운동명	방법
① 맨몸 스쿼트 ② 엎드려 숄더 프레스 ③ 사이드 투 사이드 플랭크 ④ 스팀 엔진 ⑤ 포워드 런지 ⑥ 푸쉬업 ⑦ 플랭크 니 투 엘보 ⑧ 싯업 ⑨ 물개 잭 ⑩ 인사이드 마운틴 클라이머	· 각각의 운동을 10회씩 시행. · 3라운드 반복한다. · 응용 동작 두 가지가 들어 있는데 설명을 해 보자면, 우선 사이드 투 사이드 플랭크는 플랭크 자세에서 번갈아가며 한팔씩 들어주는 동작이다. 즉 기본 플랭크 자세에서 시작하여 왼팔을 바닥에서 떼서 상체를 왼쪽으로 틀며 왼팔을 하늘 높이 들어준다. 그 다음에 다시 기본 플랭크 자세로 돌아온 후 오른팔을 바닥에서 떼서 상체를 오른쪽으로 틀며 오른팔을 하늘 높이 들어준다. 이상을 반복한다. 인사이드 마운틴 클라이머는 마운틴 클라이머를 하되 다리를 안쪽으로 차 준다. 즉, 왼쪽 무릎은 오른팔 쪽으로, 오른쪽 무릎은 왼팔 쪽으로 차 주면 된다. 마운틴 클라이머에 트위스트 작용을 더해서 복사근을 추가로 운동시키는 동작이다. 이와 같이 기본 동작들을 조합해서 다양한 응용 동작들을 만들 수 있으니까, 각자 상상력을 동원해서 본인의 응용 동작들을 만들어 보자. 약 20분 정도 걸리지만, 본인의 능력에 따라 더 천천히 하거나 더 빨리 할 수 있으므로 개인마다 소요 시간은 달라지게 된다. 본인에게 맞추면 된다.

· 모든 연령을 위한 20분 응용 루틴

운동명	방법
① 사이드 투 사이드 런지 ② 푸쉬업 투 파이크 푸쉬업 ③ 인 앤 아웃 ④ 물개 잭 ⑤ 사이드 플랭크 ⑥ 사이드 투 사이드 무빙 스쿼트 ⑦ 엎드려 숄더 프레스 ⑧ 싯업 ⑨ 버피 ⑩ 제자리뛰기	· 각각의 운동을 40초 시행하고 20초 휴식. · 2라운드 반복한다. · 응용 동작 두 가지가 들어 있는데 설명을 해 보자면, 우선 푸쉬업 투 파이크 푸쉬업은 일반 푸쉬업과 파이크 푸쉬업을 1회씩 번갈아 가면서 해 주는 동작이다. 사이드 투 사이드 무빙 스쿼트는 맨몸 스쿼트에 유산소 요소를 합한 것으로, 맨몸 스쿼트 1회 후 왼쪽으로 두 스텝을 밟아서 이동해 주고 (또는 스텝 수를 본인에 맞게 조정해도 좋다), 다시 맨몸 스쿼트 1회 후 오른쪽으로 두 스텝을 밟아서 원 위치로 돌아온다. 이상을 반복하면 된다. 이와 같이 기본 동작들을 조합해서 다양한 응용 동작들을 만들 수 있으니까, 각자 상상력을 동원해서 본인의 응용 동작들을 만들어 보자.

· 모든 연령을 위한 15분 응용 루틴

운동명	방법
① 스쿼트 투 토 ② 푸쉬업 투 트위스트 ③ 브이 업 ④ 제자리뛰기 ⑤ 싱글 레그 브릿지브릿지 　(좌·우 각 20초씩) ⑥ 레니게이드 로우 투 숄더 터치 ⑦ 복부 바이시클 ⑧ 버피	· 각각의 운동을 40초 시행하고 20초 휴식. · 2라운드 반복한다. · 응용 동작 세 가지가 있는데 설명을 해 보자면, 우선 스쿼트 투 토는 맨몸 스쿼트를 하는데 일어서면서 발끝으로 선다. 즉, 스쿼트와 카프 레이즈를 복합화한 동작으로, 허벅지 운동에 종아리 운동이 추가된 형태이다. 푸쉬업 투 트위스트는 푸쉬업을 한 번 한 후에 한쪽씩 번갈아가며 몸을 틀어주면 된다. 즉, 푸쉬업 1회 후 왼손을 바닥에서 떼서 상체를 왼쪽으로 틀며 왼팔을 하늘 높이 들어주는 것이다. 그 후 다시 푸쉬업을 1회 하고 오른손을 바닥에서 떼서 상체를 오른쪽으로 틀며 오른팔을 하늘 높이 들어준다. 이상을 반복한다. 푸쉬업에 트위스트 동작이 추가된 복합 상체 운동이다. 어려우면 무릎을 바닥에 대고 하면 된다. 레니게이드 로우 투 숄더 터치는 레니게이드 로우와 하이 플랭크 숄더 터치를 합친 동작으로, 레니게이드 로우를 왼팔과 오른팔 1회씩 하고 나서 바로 하이 플랭크 숄더 터치를 역시 왼쪽과 오른쪽을 1회씩 한다. 둘 다 하이 플랭크 자세에서 하는 동작들이므로 자연스럽게 이어서 할 수 있다. 몸이 좌우로 너무 많이 흔들리지 않게 주의하자.

생활 속 움직임이
모두 운동이 된다

걷기도 훌륭한 맨몸 운동

이 맨몸 운동 프로그램에는 걷기를 하나의 운동 루틴으로 잡지는 않았으나, 운동으로 활용할 수 있는 훌륭한 동작이 바로 걷기이다. 걷기도 별다른 기구가 필요 없다는 점에서 맨몸 운동의 하나라고 볼 수 있으며, 그러면서도 건강에 많은 도움을 주는 동작이다. 따라서 어떤 이유로든지 앞서 설명한 맨몸 운동 프로그램들을 할 수 없는 경우라면, 걷기를 운동으로 잘 활용하도록 하자. 물론 맨몸 운동 프로그램들과 걷기 운동을 병행하여도 좋다.

걷기가 맨몸 운동 중에서 가지는 하나의 운동으로서의 장점은, 동작의 형태 자체가 일상생활에서 항상 구현되고 있는 행동이라는 사실이다. 물론 걷기도 바르게 수행하려면 약간의 배움이 필요하지만, 기본적인 메커니즘 자체는 누구나 익숙하게 일생 동안 행하여 왔으며 최근에도 계속 행하고 있을 것이다.

걷기는 심폐기능을 강화시키는 유산소 운동 본연의 역할 외에도 하체 근육과 코어 근육을 튼튼하게 만들어 주고, 허리와 무릎 등의 관절 건강에도 도움을 주는 등 우리 몸에 끼치는 좋은 영향들이 다양하다.

따라서 일상에서 별로 안 걷고 있는 경우면 걷기 운동을 따로 해 주어야 하며, 바른 자세로 걷는 것이 중요하다. 반대로 일상에서 많이 걷고 있다면 따로 걷기 운동을 해야 할 필요는 없으나 걸을 때의 자세에는 신경 써야 한다. 만약 자세가 좋지 않으면 설령 많이 걷는다고 하더라도 관절 등 신체에 부담을 주어 악영향을 초래할 수 있기 때문이다.

올바른 걷기 자세 – 상체를 수직으로 세우자

걷기로 운동 효과가 잘 나타나도록 하려면, 턱을 들고, 가슴을 펴고, 상체를 수직으로 세우고, 허리에 살짝 아치가 생긴 상태로, 양팔을 적당히 흔들면서 걷도록 한다. 걸을 때 이런 자세를 취해야 하는 이유는, 그래야 몸을 앞 방향으로 움직이는 역학 메커니즘이 자연스러워서 허리 등의 각종 관절에 무리가 덜 하기 때문이다.

사람들을 대할 때 인사를 하고 고개를 숙이며 본인을 낮추는 데에 익숙해져 있어서, 서 있거나 걸을 때의 기본자세 자체가 상체를 앞쪽으로 구부리는 성향을 가지는 경우들이 상당히 많다. 이렇게 하면 사람이 겸손해 보일지는 모르나, 신체 건강과 연관하여서는 매우 안 좋은 자세다.

따라서 얼핏 보면 거만한 자세로 보일 수도 있다 하더라도, 이에 개의치 말고 의도적으로 턱을 들고 상체를 꼿꼿하게 수직으로 세우도록 한다. 그렇게 잘 안 하던 사람이 이런 자세를 취하려면 상체를 세우는 정도가 아니라, 상체가 살짝 뒤로 넘어가는 느낌을 가져야 비로소 상체의 직립이 구현되기 쉬우므로 참고한다. 이미 반대 방향으로, 즉 앞으로 숙이는 방향으로 상체가 굳어져 있는 경우도 많기 때문이다. 물론 버릇 말고 노화 등으로 허리가 안 좋아져서 자세가 변형이 되어 있는 경우도 많다(우리가 '꼬부랑 할머니'라고 부르는 경우 등이다).

참고로 걷기 말고 달리기에서도 마찬가지로, 상체를 세우고 달려야 하는 것으로 되어 있다. 단거리 스프린트(전력 달리기)의 스타트 동작의 경우 상체를 앞으로 숙이는 자세가 잠시 나오기는 하지만, 이는 최초 속도를 올리기 위한 일시적인 상황일 뿐이고, 바로 몇 걸음 후에 상체를 세우는 자세로 전환하게 되어 있다. 즉 달리기에서도 상체가 세워져 있어야 함은 걷기와 동일하며, 이는 걷기든 달리기든 몸을 앞으로 이동해 나가는 동작의 역학적인 면에서, 상체가 세워져 있는 형태가 유리하다는 사실을 말해준다. 상체를 반드시 세우고 걷도록 하자.

예외가 되는 상황이 한 경우 있는데, 바로 등산 등으로 등에 등산 배낭 등의 짐을 메었을 때다. 이때는 내 체중과 배낭의 무게를 더한 전체의 무게중심이 내 몸의 중심이 아니므로, 상체를 수직으로 세우고 걷게 되면 역학적으로 중심이 맞지 않게 된다. 따라서 상체를 약간 앞으로 숙이고 걸어야 하는데, 이는 그러지 않으려고 해도 자연스럽게 형성되는 자세이므로 일부러 앞으로 숙이려고 의도할 필요는 없다. 단 그렇다는 사실만 알고 있자.

올바른 걷기 자세 - 팔을 자연스럽게 흔들자

걷는 모습을 뒤에서 봐도 나이를 어느 정도 가늠할 수 있다. 그 이유는 나이가 들수록 여러 신체 요소들이 열화되기 때문인데, 즉 근력, 유연성, 관절 기능성 등이 전반적으로 떨어져서 원래 취해야 할 동작이 안 나오고 모든 면에서 부자연스러워지기 때문이다. 다리가 경쾌하게 나오지 못하고 어정쩡하거나 팔자걸음, 짧은 보폭, 앞서 설명한 허리가 굽는 것 등이 그 예이다.

그 얘기는 젊은 사람이 걷는 형태가 늙은 사람이 걷는 형태보다 더 바람직하다는 말도 되는데, 여기에 한가지 예외 사항이 있다. 양손을 옷의 주머니에 넣거나 하여 손과 팔을 고정시키고 걷는 경우다. 이런 형태를 편하게 느끼는 개인적인 경우가 있을 수 있겠으나, 운동으로써의 바른 걷기는 양팔을 자연스럽게 흔들어 줘야 한다. 그 이유는 양팔도 양다리처럼 몸통 바깥으로 길게 나와 있는 형태이므로, 양다리가 번갈아 움직이는 상황에서 양팔도 움직이지 않으면 몸 전체의 운동 모멘텀을 안정되게 유지할 수가 없기 때문이다.

마찬가지 이유로 걷는 속도를 올리게 되면, 팔의 움직임도 더 커져야 밸런스가 맞다. 빠른 속도에서는 팔의 움직임이 몸 전체를 안정되게 유지하는 목적을 벗어나, 다리처럼 추진력 발생의 주체가 되므로 그 중요성은 더 올라간다.

달리는 속도로 올라가면 더 말할 것도 없다. 팔의 움직임의 중요성을 잊지 않도록 하자.

이도 저도 여의치 않으면 몸을 어떻게든 움직이면 운동이 된다

운동을 하는 가장 큰 목적은 몸을 건강하게 만들기 위해서이고, 운동의 가장 기본적인 본질은 몸을 움직이는 것이다. 즉 몸을 움직이지 않으면 건강에 안 좋다는 것이다. 따라서 몸을 움직여야 하는데, 몸을 움직여도 이왕이면 체계적인 동작으로 움직여서 도움을 극대화하자는 것이 바로 운동 시스템이다.

그러므로 만약 따로 운동 시간을 만들기가 여의치 않다면, 어떤 형태로든지 몸을 많이 움직이는 것이 가만히 있는 것보다 도움이 된다는 얘기가 된다. 물론 이왕이면 노동보다 운동이 몸에 좋지만, 가만히 있는 것보다는 노동이 더 좋다는 것이다. 따라서 본인의 여건이 몸을 잘 안 움직이는 일상이라면, 자리에서 일어났다가 다시 앉거나, 집 등 실내에서 이동시에도 일부러 동선을 길게 하거나, 사무실에서 한 번씩 바깥에 나갔다 오거나, 버스의 마지막 한 정거장 거리는 일부러 내려서 걷거나 하는 식으로, 의도적으로 몸을 최대한 움직이는 것이 운동 대용으로 필요하다.

따로 운동을 하지 않는다는 같은 조건하에서의 수명을 조사한 연구들을 보면, 몸을 움직이는 일을 계속 해온 경우가 그렇지 않은 경우에 비해 수명이 훨씬 길었다는 결과를 말해주고 있다. 특히 세계 각국의 장수마을들과 장수자들의 소개 영상 등을 보면 주로 그것이 생계를 위한 직업이었든지 본인의 집을 청소하는 일이었든지 어떤 형태로든 몸을 움직이는 행위들을 많이 해 온 분들이 대부분이며, 사무직 등을 오래 해 온 경우 등 몸을 잘 안 움직이는 케이스들은 별로 보이지 않는다. 어떻게든 몸을 최대한 많이 움직이도록 하자. 다 복잡하면, 아무 생각 없이 나가서 걷고 뛰어 보자.

노동을 운동으로 승화시키자

그렇다면 육체 노동을 하는 경우는 몸을 많이 움직이므로 운동을 따로 안 해도 안심할 수 있는 것일까? 물론 앞서 언급한 것처럼, 몸을 안 움직이는 경우보다는 육체 노동을 하는 경우가 건강 면에서는 더 유리하다고 할 것이다. 하지만 노동은 어디까지나 그 노동 자체를 위해서 존재하는 것이고, 노동자의 몸을 건강하게 만들려는 의도가 들어가 있는 것은 아니기 때문에, 운동과 비교하면 건강에 기여하는 정도는 확연히 다르다고 할 수 있다. 다시 말해서, 육체 노동을 하고 있는 경우라고 하더라도 여건을 내서 따로 운동을 하는 것이 좋다.

그러나 육체 노동 자체가 충분히 몸에 고되다든가 만약 따로 운동을 할 여건을 내기가 힘들다면, 노동을 할 때의 움직임을 운동 원리에 맞춰 주면 좋다. 그러면 이왕 하는 노동에서 최대한의 운동 효과를 얻을 수 있다.

일단 모든 동작 시에 호흡을 깊게 충분히 들이마시고 뱉어서, 산소 섭취량을 최대한으로 가져간다. 그리고 팔과 다리 등의 동작 범위를 최대한 길게 한다. 소위 '깔짝거리지' 않고, 팔 동작시에 팔을 쭉 뻗고 완전히 가져온다. 다리도 마찬가지로 동작 시에 쭉 뻗고 많이 구부린다.

허리 부상을 방지하고 힘을 제대로 쓰기 위해서, 모든 동작 시에 허리 아치를 유지한다. 서 있을 때, 이동할 때, 앉고 일어날 때 등 전부 포함이다. 여기에 추가하여, 가능한 경우에는 최대한 상체를 직각으로 세우고 동작을 한다.

무거운 물건을 들 때는 허리를 경첩으로 상체를 움직이는 동작을 배제하고, 최대한 다리의 힘만을 사용한다. 그래야 허리를 직접적으로 사용하지 않게 하여, 부상을 방지할 수 있다. 물건을 들기 위한 다리 동작 시에는 바닥에 가하는 힘을 항상 바닥과 직각이 되게 하여, 역시 부상을 방지하고 효율적인 리프팅이 가능하게 한다. 그리고 물건을 든 상태에서 팔을 움직일 때는(물건을 선반 등에 올려놓는 동작 등), 상체가 안정되고 고정된 상태에서 팔을 움직인다.

이동 시 운동을 실현한다 – 걷기, 계단 오르기 등

대한민국에 오는 외국인들이 한국인들의 특징으로 가장 쉽게 알아채는 것들 중 하나가, 엘리베이터를 무척 사랑한다는 사실이다. 시골 말고 도시에서는 엘리베이터 외에 그냥 걷기 자체도 많이들 싫어하여 차량 등의 교통수단(대중교통, 본인 소유의 자동차 모두 포함)을 이용하는 것을 좋아하는 경향이 있으나, 그래도 그런 것들보다 걷기를 선호하는 사람들도 꽤 많이 있는 편이다. 그러나, 걷기를 좋아하는 사람들조차도 뭔 건물에만 들어서면 2층, 3층도 무조건 엘리베이터를 타고 올라가려고 한다. 마치 계단에는 무슨 악마라도 살고 있는 것처럼 무조건 멀리 한다.

물론 몸이 어디가 불편한 경우라면 외국은 어떻고 한국은 어떻고 이런 얘기를 할 필요가 없다. 무릎이 안 좋아서 계단을 조금이라도 이용하면 아픈 경우 등이다. 이럴 때는 당연히 엘리베이터를 이용해야 할 것이다. 그리고 30층, 40층 등의 고층을 올라가는 경우도 마찬가지다. 엘리베이터는 이런 경우를 위해 존재한다고 해야 할 것이다.

그러나 특별히 몸이 불편하지 않은 일반인이 1층에서 2층까지 한 층을 올라가기 위해서 19층에 가 있는 엘리베이터가 중간층에서 몇 번이나 멈췄다가 다시 내려오는 걸 기다려서 그걸 단 몇 초간 타고 2층에 올라가는 게 합리적인 행동일까?

다들 이러는 이유는 뭘까? 전반적인 대한민국의 '빨리빨리 정신' 때문일까? 바로 위의 예를 보면 오히려 계단 한층 올라가는 것보다 엘리베이터가 시간도 훨씬 더 오래 걸릴 것이다. 따라서 나는 빨리 가려는 목적 때문은 아니라고 생각한다. 그보다는 그냥 계단을 오르기 귀찮은 마음 내지는 무심코 집단적으로 형성된, 계단을 피하는 버릇이 한몫하는 것으로 판단된다. 다시 말해서, 엘리베이터는 국민 악습이라고 감히 얘기하고 싶다.

계단 오르기는 유산소 운동의 효과와 근력 운동의 효과가 복합적으로 작용하는, 아주 좋은 운동이다. 따라서 고층이 아니라면 엘리베이터보다는 계단으로 오르기를 일상화하자. 무릎이 아픈 경우에는 계단 오르기를 하면 안 되지만, 아직 아프지 않은 상태라면 운동으로 무릎 주위 근육과 인대를 강화시키자. 그래야 나이를 먹더라도 계단을 오를 수 있는 몸 상태를 더 오래 유지하게 될 것이며, 즉 그러지 않으면 무릎이 아파져서 계단을 걷지 못하는 상태가 더 빨리 올 것이다.

단, 계단 오르기 말고 계단 내려가기는, 운동 측면에서는 생각해 볼 필요가 있다. 중력을 거스르는 방향의 운동인 계단 오르기에 비하여 운동 효과가 적을 뿐 아니라, 무릎에 가해지는 압력이 오히려 계단 오르기보다 두배 이상 높기 때문이다. 따라서 계단 내려가기는 그때 그때의 일상 생활 상황에 맞추면 되고, 운동으로서는 계단 오르기를 열심히 실천하자.

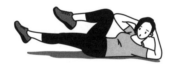

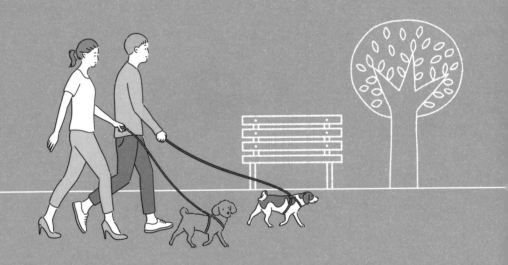

3장

마음은 여전히 젊은 당신을 위한
4050 트레이닝

내가 있는 공간을
운동으로 채워라

　이상의 운동들이 어느 정도 익숙해졌다면, 이제 중량 운동 등도 도전해 보지 않을 이유가 없다. 중량이 영어로 웨이트weight이므로 흔히 웨이트 운동이라고도 하는데, 근육 강화에 있어서 맨몸 운동보다 좀 더 높은 효과가 있다고 보면 된다. 중량을 사용한 본격적인 근력 강화로 인하여, 앞서 언급한 강화된 근육의 장점들 즉, 전신 혈액 순환 개선, 오십견 방지, 기초 대사 증가에 따른 비만 방지 등을 효과적으로 구현한다. 단, 유산소 운동 효과는 맨몸 운동에 비해서 낮기 때문에, 중량 운동만 하기보다는 맨몸 운동이나 유산소 운동을 같이 병행하는 것이 좋다.

　중량 운동이라고 해서 특별할 것은 없기 때문에 겁먹을 필요는 없으며, 20대와 30대가 주로 하는 것으로 많이들 알고 있지만 선입견에 불과하다. 기본적으로 중량 운동은 맨몸 운동과 같은 메커니즘에서 중량을 얹는 것에 불과하기 때문에,

중량을 무리하게 빨리 올리지 않고 가벼운 중량부터 시작해서 본인에게 맞게 차근차근 진행해 나가면 누구라도 소화해 낼 수 있다. 헬스장을 등록해 보는 것도 좋고, 집에 홈 랙 등의 시설을 간단히 갖춰서 집에서 하는 것도 좋다.

어떤 헬스장에 가는 것이 좋을까?

물건을 살 때는 그 물건의 품질과 성능 등을 우선적으로 고려하여 고르는 경우가 많을 것이다. 따라서 헬스장을 고를 때에도 비슷한 개념을 동원하여 헬스장의 시설, 규모 등을 보는 경우가 많은데, 물론 그런 것들도 의미가 없는 것은 아니지만 아직 초보일 때는 그보다 훨씬 더 중요한 점이 있다. 바로 집에서의 접근성이다. 가깝고 가기 편해야 한다는 얘기다.

그 이유는, 운동에서 가장 중요한 포인트 중 하나가 '꾸준함'이기 때문이다. 한 번에 몰아서 운동을 많이 하고 여러 날 쉬어 버리면 별 의미가 없다. 맨몸 운동에서도 언급했듯이 중량 운동도 마찬가지로 최소한 1주일에 3회 정도가 권장되는데, 처음 헬스장에 다니면서 거리가 너무 멀거나 기타 이유로 접근성이 용이하지 않은 곳이면 1주일에 3회를 지키기가 생각보다 쉽지 않다. 맨몸 운동도 매일 운동한다고 목표로 삼고 진행해야 실제 결과적으로 1주일에 3-4회를 하게 되는 경우가 많다고 했는데, 더 노력이 들어가는 중량 운동은 말할 것도 없다.

따라서, 헬스장의 시설이나 규모보다는 접근성을 우선적으로 고려하여 헬스장을 고르도록 하자. 시설이나 규모는, 비슷한 접근성 조건의 헬스장이 여러 개 있을 경우 그중에서 다시 고를 때 고려하면 된다. 초보일 때 시설이나 규모가 덜 중요한 조건으로 분류되는 또 다른 이유는, 아직 운동 진행 상황에 별 영향을 주지 않기 때문이다. 중급, 상급으로 발전해 나가면 다양한 기구에 욕심을 내게 될 수도 있고 시설과 규모가 변수로 작용될 수도 있으나, 아직 초보일 때는 기본적인 기구들만 사용해도 충분하고 이러한 기구들은 어느 헬스장에도 다 구비되어 있다.

그리고 헬스장의 트레이너들의 퀄리티를 봐야 하지 않나 하는 의문도 있을 수 있는데, 물론 트레이너들의 퀄리티가 높으면 안 그런 경우보다 좋겠지만 문제는 초보가 아직 그런 평가를 할 수가 없다. 따라서 어차피 알 수가 없으므로 이 부분도 일단 제외하자. 내가 운동을 해 나가면서 경험과 지식이 자연스럽게 쌓이다 보면, 나중에는 그런 것도 볼 수 있게 된다.

집에서도 쉽고 간편하게 - 홈짐

코로나19 사태 이후 내 집에 간단히 운동 장비를 갖추는 홈짐home gym을 향한 관심이 점점 커지고 있다. 가장 보급율이 높은 매트, 탄력 밴드, 덤벨, 바벨 등도 운동 장비이므로 이런 것들을 간단히 구비하는 것도 일종의 홈짐 구축으로 볼 수도 있겠지만, 통상 홈짐이라고 하면 최소한 치닝/디핑 바 이상의 대형 장비를 갖추는 것을 지칭한다.

치닝/디핑 바는 턱걸이와 딥스를 할 수 있도록 만든 장비인데, 바벨 없이 내 몸의 중량만을 사용하여 할 수 있는 가장 강도 높은 두 가지의 운동이다(각종 동작 설명은 뒤에서 하겠다). 가격도 비교적 저렴하여 첫 홈짐 장비로 이걸 선택하는 경우가 가장 많다. 그다음으로 많은 경우는 바벨을 걸 수 있는 프레스 벤치인데 기본적으로 이 장비로는 벤치 프레스를 할 수 있고, 장비의 형태에 따라 스쿼트도 가능한 경우가 있다.

그러나 역시 본격적인 홈짐 장비는 랙rack이라고 할 수 있다. 크기가 비교적 커서 공간을 많이 차지하는 대신 바벨을 사용하는 대부분의 주요 운동을 할 수 있어서, 중량 운동에 있어서는 헬스장을 어느 정도 대체할 수 있는 장비다. 랙도 물론 다양한 크기와 가격대의 제품들이 존재하며, 보다 더 많은 종류의 운동을 할 수 있도록 고안된 상급 제품들도 있다.

홈짐과 헬스장은 서로 장단점이 있어서 절대적으로 어느 한쪽이 더 낫다고 권장을 할 수는 없다. 대신 장단점을 열거해 볼 테니 참고하여, 본인에 맞는 타입을 찾도록 하자.

홈짐의 단점

① 장비의 제약

본인이 사용하는 장비와 동작들이 비교적 제한적인 경우면 그냥 간단하게 본인이 하는 것들만 구비해서 운동하면 되겠지만, 사용하는 장비와 동작들이 다양한 사람들은 아무래도 홈짐에서 한계를 느끼기가 쉬워서 계속 업그레이드를 하게 된다.

그 예를 쉽게 엿볼 수 있는 경우가 운동 유튜버들인데, 홈짐 장비를 갖추고 운동 영상들을 올리는 대부분의 유튜버들을 보면 한 장비로 계속 오래 하는 케이스가 별로 없다. 예를 들어 하프 랙half rack을 샀다가, 랫 풀다운lat pull-down을 추가했다가, 스미스Smith 기능까지 추가된 풀 랙full rack으로 가고, 다음에 뭐 케이블 장비도 추가하는 식으로 끝이 없다.

덤벨 같은 경우의 예를 봐도 마찬가지다. 가령 처음엔 10킬로그램짜리 원 피스one piece를 샀다가, 그다음엔 무게 조절 가능한 덤벨을 샀다가, 그래서 계속 추가 키트로 무게를 늘려 나가고, 나중에는 아예 무게 조절이 귀찮아서 덤벨 랙과 수많은 덤벨을 따로따로 사는 경우 등이다.

유튜버들 말고 우리 대부분들에게 이런 상황의 문제는 물론 공간의 제약과 비용의 제약이 존재한다는 사실이다. 나도 집에 랙을 설치해 놓긴 했었지만 이러한 이유로 현재로선 더 이상 홈짐 업그레이드를 하지는 않고, 헬스장도 계속 병행해서 같이 가는 것으로 해결하고 있다.

② 다른 가족들에게 민폐

혼자 사는 경우면 해당이 안 되겠지만 만약 배우자, 부모님, 자녀 등의 다른 가족 구성원들과 같이 사는 경우에는 뭔가 나 때문에 집의 어떤 공간을 잡아먹는다는 사실이 단점이다. 홈짐이 아니었으면 자녀를 위한 엑스트라 공간이 나왔을 수도 있고, 어떤 서재로 활용되었을 수도 있고, 뭐가 되었든지 가족을 위한 다른 활용 공간이 나왔을 것이다. 만약 가족 구성원 모두가 운동 마니아면 상관없겠지만 그런 경우가 흔하지는 않다.

오히려 말을 꺼냈다가 혼나기 십상이겠지만, 이제 나이도 먹었는데 하고 싶은 걸 좀 하게 해달라고 가족 구성원들에게 잘 얘기를 해 보자. 막상 해 보면 예상 외로 쉽게 허락을 받을 지도 모르는 일이다. 물론 다른 여러 가지 방법으로 점수를 미리 따 놓는 사전 작업이 필수다.

나만 해도 거실에 있던 소파를 치우고 랙을 설치한 경우인데, 와이프의 통 큰 결단이 있었기에 가능했었다. 이 기회에 다시 한 번 감사하다는 말씀을 전한다.

③ 집중도 저하

헬스장에서도 물론 핸드폰을 본다든가 지인들과 잡담을 한다든가 하는 등의 딴짓을 하게 되는 경향이 없는 건 아니지만 그래도 비교적 운동에 집중하게 되는 반면, 집에서는 훨씬 더 많은 딴짓거리들이 근처에 널려 있기 때문에 운동의 집중도가 떨어지는 경향이 있다.

예를 들어 바벨을 들고 있는데 아이가 와서 다리를 만진다든가, 운동 도중에 가족이 말을 걸어와서 운동에 방해를 받는 상황이 발생할 수 있다. 그리고 나처럼 거실에 장비를 설치한 경우에는, 다른 가족들이 내가 운동하는 바로 옆에서 TV를 본다든가 하는 서로 불편한 상황이 생길 수 있다.

④ 이웃 눈치

기본적으로 홈짐을 처음 설치할 때 바닥에 매트 등의 완충장치를 두껍게 설치한다든가, 층간소음을 막고 이웃에 피해를 주지 않기 위해 누구나 많은 노력을 해야 한다. 그럼에도 불구하고, 바벨을 랙에 내려놓을 때 쇠와 쇠가 부딪히는 소음이라든가 여러 가지 피하기 힘든 소음이나 진동 발생 상황들이 있다. 따라서, 이런 모든 동작들을 할 때 아래층 사람들에게 피해를 주지 않기 위해서 살살 할 수밖에 없다.

뒤에서 자세히 언급하겠지만 홈짐은 사용 시간대가 자유롭다는 특징이 있다. 만약 이를 만끽하기 위해서 늦은 시간에 운동을 하는 경우면 그럴 때는 이웃들이 다들 자고 있을 테니 더욱 조심스러워질 것이다. 그러므로 늦게 운동할 수 있다는 게 분명히 홈짐의 장점이지만, 늦은 시간에도 운동을 '할 수는' 있다는 것이지 마음 놓고 편하게 운동을 할 수 있는 건 아니라는 얘기다.

홈짐의 장점

① 이동을 안 해도 된다

그렇다면 이러한 단점들을 상쇄할, 홈짐의 장점들은 뭐가 있을까. 지금도 여전히 세컨 짐으로 다니고 있지만 내가 홈짐을 하기 직전에도 아파트 헬스 시설에 다니고 있었는데, 그래서 워낙 거리가 가깝다 보니까 굳이 홈짐까지 해야 할 필요가 있을까 고민을 했었다. 몇십 미터도 안 떨어져 있는데 이 정도 거리면 이미 거의 홈짐 수준이라고 봐야 하지 않을까 생각이 들었던 것이다.

그러나 막상 홈짐을 해보니, 확실히 그 짧은 거리의 이동도 하는 것과 하지 않는 것은 크게 달랐다. 그러니 좀 더 멀리 다니는 경우는 얘기할 것도 없을 것이다. (나도 그전에는 시설이 좋은 헬스장을 가려고 자차나 지하철로 30분 거리의 헬스장을 다닌 적도 있었다). 앞장에서 이미 헬스장을 고를 때에도 최우선 고려 사항으로 집에서의 접근성을 얘기하지 않았나. 어떤 '귀찮음'이라는 측면, 그리고 시간 절약이라는 측면에서 확실히 이점이 있다.

② 시간 제한이 없다

이 부분이 사실상 가장 큰 장점이라고 할 수 있다. 물론 요새는 24시간 영업하는 헬스장도 생겨나는 추세지만 여전히 대부분의 헬스장들의 영업 시간이 제한되어 있고, 그리고 또 대부분이 정기 휴일이 있다. 가령 일요일에 문을 닫는다든가 공휴일에 문을 닫는다든가 매월 날짜를 정해 놓고 문을 닫는다든가 하는 식이다. 그리고 요새는 코로나19 사태로 인해 방역 관련 셧다운 문제가 또 있기 때문에 아무 때고 내가 원할 때 운동할 수 있는 홈짐이 점점 많은 관심을 받고 있는 상황이다.

③ 원하는 운동에 맞춰 장비를 구비할 수 있다

헬스장에서 여러 가지 장비를 다양하게 사용하는 사람도 있지만, 자신이 사용하는 장비와 동작들이 비교적 정해져 있는 경우도 많다. 초심자는 물론이고 상급자 중에서도 마찬가지다. 예를 들어 3대 운동만 하는 사람들은 랙 하나만 있어도 된다. 따라서 이런 경우에는 전체 헬스장 사용에 해당하는 비용을 일괄적으로 지불하는 게 낭비일 수도 있다. 따라서 자신이 실제로 사용하는 장비들만 사서 운동을 할 수 있다면, 효율성 면에서 더 낫다고 해야 할 것이다.

④ 쾌적한 상태 유지

홈짐에서는 장비의 쾌적한 상태를 쉽게 유지할 수 있다. 헬스장에서는 아무래도 대부분의 회원들이 장비를 좀 함부로 다루는 경향이 있어서, 장비의 손상이 빠른 편이다. 그러다 보면 예를 들어 내가 사용하려고 했던 특정 그립의 고무가 벗겨져 있다든가, 중량 원판의 가운데 금속 링이 빠져서 바에 꽂을 때 뻑뻑해진다든가, 각종 벤치의 관절이 손상되어서 흔들린다든가 등등의 여러 가지 문제가 발생한다.

그러나 홈짐에서는 여럿이 사용하는 게 아니라 본인만 조심해서 살살 사용을 하고 아무래도 직접 애정을 가지고 관리하다 보니, 손상도 적고 또 장비가 매우 청결한 상태로 오래 간다. 따라서 훨씬 더 쾌적한 운동 환경을 유지할 수 있다.

청결에 관하여 둔감한 사람들은 이런 이슈에 대해서는 생각도 안 해본 경우도 많지만, 의외로 이러한 부분에 신경을 쓰는 사람들도 많다. 특히 코로나 이후 시대에는 이 문제가 그전보다 더 많이 대두되고 중요성이 강조될 것으로 예상된다.

⑤ 이어폰 없이 음악을 들을 수 있다

운동을 할 때 음악, TV, 유튜브, 클럽하우스 등을 듣거나 영상을 보며 하는 경우가 많다. 물론 헬스장에서는 이어폰이나 헤드폰을 사용해야 하는데, 집에서는 이어폰이나 헤드폰 없이 음악을 들을 수 있고 심지어는 따라 부르면서 운동을 할 수도 있다.

이 대목에서 "어, 나는 어차피 사용 안 하는데?" 하는 독자도 있을 것이다. 헬스장에서 우리 같이 나이 많은 사람들은 그냥 이어폰 없이 러닝머신의 TV를 소리 나게 틀어 놓는다든가, 이어폰을 사용하지 않고 그냥 핸드폰 스피커로 음악이나 유튜브를 틀어 놓는다든가 그런 경우를 종종 보는데, 이건 헬스장 매너에 위배되는 행위이기 때문에 절대 그러지들 않았으면 좋겠다. 혹시 젊은 독자가 지금 보고 있다면, 부모님과 시부모님 등이 혹시 현재 그러고 계신지 한번 체크해보고 이어폰을 챙겨 드리자.

그러나 집에서는 이런 이슈가 없다. 이어폰 없이 마음껏 음악을 들어도 될 뿐만 아니라, 심지어는 따라 부르면서 운동을 하면 더 기분을 고양시키는 효과가 있다. 높은 운동 효과를 위해서 카페인 등의 보조제를 섭취하는 것을 부스팅boosting이라고 하는데, 아무것도 입으로 섭취 안 하고도 부스팅 효과를 받을 수 있는 것이다.

운동을 오래 해왔지만 헬스장에서만 하다 보니까 노래를 부르면서 해본 적은 한 번도 없어서 나도 몰랐던 부분인데, 해보니까 상당히 도움이 되는 것을 느꼈다. 물론, 다른 가족 구성원들의 동의는 있어야 하겠다. 특히 본인의 노래 솜씨가 썩 훌륭하지 않다면 더더욱 말이다!

⑥ 자유로운 복장이 가능

어차피 헬스장을 다녀도 헬스장 회원복을 잘 안 입고 개인 복장을 입는 편이라서, 사실 복장 관련해서는 홈짐을 해도 별로 뭐가 달라질 것으로 예상하지 못했었다. 그러나 막상 해보니까 뭐 팬티 하나만 입고 해도 되는 등 뭘 입어도 상관이 없고, 심지어는 아무것도 안 입어도 되고, 발에도 양말을 꼭 안 신어도 되는 이런 복장의 자유로움이 생각보다 크다는 것을 느꼈다. 맨날 팬티만 입고 하면 부수적으로 세탁비도 절약된다!

장점도 단점도 될 수 있는 요인 – 타인의 시선

그리고 장점도 될 수 있고 단점도 될 수 있는 요인도 하나 있는데, 바로 남의 시선이 홈짐에서는 없다는 사실이다. 반면 헬스장에서는 남의 시선으로 인해 모티베이션^{motivation}과 오버페이스^{over-pace}의 유발 요인이 존재한다. 무슨 얘기인지 알아보자.

헬스장에서는 남의 시선이 존재한다. 물론 남의 시선에 초연한 사람들은 영향이 별로 없겠지만, 일반적으로는 남의 시선에 알게 모르게 영향을 받게 마련이다.

이건 긍정적인 면도 있고 부정적인 면도 있는데, 긍정적인 면은 남의 시선을 의식해서 열심히 하게 되는, 어떤 모티베이션 즉, 동기부여적인 면이다. 특히 잘 보이고 싶은 사람이 있을 때는 더할 것이다. 본인과 비슷한 스펙의 회원 앞에서 어떤 경쟁의식을 느꼈다든가, 솔로의 경우 마음에 드는 이성 앞에서 멋지게 보이고 싶었다든가 그럴 때 운동을 더 열심히 하게 되는 모티베이션 효과를 받게 된다. 홈짐에서는 그게 없다.

그리고 남의 시선이 없고 내가 마냥 편하기만 한 집이다 보니 긴장이 떨어질 수도 있어서, 운동 중에 한순간 넋을 놓았다가 부상을 당하는 경우도 있다. 따라서 홈짐에서는 긴장이 떨어지지 않도록 의도적으로 신경을 쓰고 의식을 해야 한다.

그리고 남의 시선이란 건 부정적인 면도 있는데, 바로 남을 의식해서 오버를 하게 되는 면이다. 잘 보이려고 열심히 하더라도 본인의 능력 안에서 해야 되는데, 의욕이 앞서서 오버페이스를 하게 되면 몸도 힘들어지지만 무엇보다 자칫 잘못하면 부상을 입을 수 있기 때문에 주의해야 한다.

그러나 홈짐에서는 이런 오버페이스 관련 위험 요인도 없다(모티베이션 요인도 없지만). 앞서 언급한 대로 오히려 긴장이 떨어져서 문제이기 때문에, 집에서 너무 열심히 하고 오버페이스를 해서 부상으로 이어질 가능성은 상당히 낮다고 봐야 한다.

이러한 여러 가지 요인들을 본인의 개인적인 여건들과 잘 맞춰 보고 고려하여, 헬스장이나 홈짐이냐를 결정하도록 하자. 어느 한쪽으로 많이 치우치지 않는 경우이면, 양쪽을 다 병행하는 것도 한 방법이다.

흔들리지 않는
하체 근육 강화

· **바벨 스쿼트** barbell squat

맨몸 운동에서 하체 근육의 중요성과 맨몸 스쿼트의 중요성을 언급한 바 있다. 같은 이유로 중량 운동에서도 하체 운동은 중요하며, 그중에서도 바벨 스쿼트는 중량 하체 운동의 가장 기본이라고 할 수 있다.

바벨 스쿼트도 맨몸 스쿼트처럼 앉았다가 일어나기를 반복하는 동작인데, 바벨을 들고 함으로서 하체에 가해지는 중량 부하를 높인다는 점만 다르다고 생각하면 된다. 맨몸 스쿼트에서 강조했던 곧고 세워진 상체, 중립 내지는 살짝 아치 모양의 허리, 무릎 방향과 일치하는 발가락 방향 등의 원칙이 그대로 같게 적용된다.

바벨 스쿼트는 바벨을 몸 뒤쪽에 지고 하는 바벨 백 스쿼트(줄여서 백 스쿼트라고 한다)와 바벨을 몸 앞쪽에 지고 하는 바벨 프론트 스쿼트(줄여서 프론트 스쿼트라고 한다)로 나뉘어진다. 하나씩 자세히 알아보자.

· 백 스쿼트 back squat

스쿼트 랙(바벨 스쿼트를 하도록 만들어져 있는 기구의 이름이다)에 중량원판이 끼워져 있지 않은 빈 바 bar 를 올려 놓는다. 보통 높이를 조절할 수 있게 되어 있으므로, 본인의 어깨 높이보다 살짝 아래 위치로 바의 높이를 조정한다. 이보다 높으면 바를 본인의 몸에 얹기가 어렵고 위험하다. 바의 높이를 조정하는 방식은 거치대 자체를 높였다 낮췄다 하는 방식과, 거치대가 여러 높이로 여러 개가 달려 있어 이 중에서 본인이 원하는 위치에 바를 올려놓으면 되는 방식이 있다.

바를 올려놓았으면 바를 본인의 목 뒤 즉, 어깨와 승모근에 잘 밀착시키고 양손으로 바를 잡는다. 길이가 긴 바의 정 중앙 위치에 본인의 몸이 위치해야 하므로, 바에 새겨져 있는 위치 표시, 스쿼트 랙 앞에 거울이 있으면 거울, 도와줄 사람이 같이 있으면 조력자의 조언 등을 이용해서 바의 중앙에 본인의 몸을 잘 위치시킨다. 바를 잡은 양손의 위치도 좌우 대칭이 되어야 함은 물론이다.

바의 높이가 어깨보다 살짝 낮기 때문에, 이 상태에서 상체가 똑바로 펴져 있다고 가정하면 무릎이 살짝 구부러질 수밖에 없다(허리를 숙이면 안 되므로). 구부러진 무릎을 천천히 펴면서 바가 거치대에서 떨어지도록 들어본다. 그리

백 스쿼트
back squat

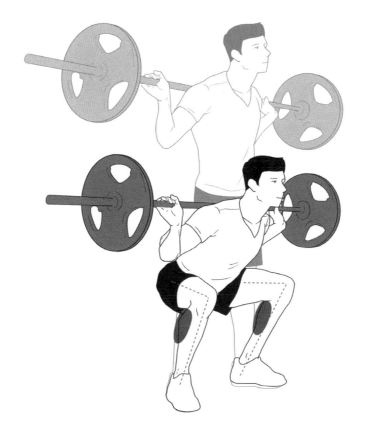

· 바를 몸 뒤쪽, 어깨와 승모근에 밀착시키고 바의 중앙에 몸을 위치시킨다. 양손으로 좌우 대칭이 되게 잡은 후 허벅지가 지면과 평행할 때까지 내려간다. 호흡은 앉을 때 숨을 들이마시고, 일어설 때 내쉰다.

고는 짧게 세 걸음 정도 걸어서 거치대에서 멀어진다. 랙 구조에 따라 이때 앞으로 걸어야 하는 경우도 있고 반대로 뒤로 걸어야 하는 경우도 있다. 어느 경우든지 바벨을 든 상태에서 앉았다가 일어나기를 반복하기 위한 공간을 확보하려는 목적이므로, 상황에 맞게 거치대에서 멀어지면 된다.

다음으로 맨몸 스쿼트 편에서 설명했던 것과 같은 요령으로 천천히 앉아본다. (양발 사이의 간격과 모양 등은 맨몸 스쿼트에서와 요령이 같으니 '맨몸 스쿼트' 편을 참조하자) 바벨을 어깨에 지고 있는 관계로 맨몸 스쿼트에서처럼 상체를 직각으로 세우는 것은 역학적으로 불가능하지만, 상체가 너무 많이 기울어지면 허리에 부담이 갈 수 있으므로 최대한 상체를 세우는 느낌을 유지하며 앉는다. 그리고 이보다 더 중요한 것은 앉았을 때 상체의 각도와 관계없이 맨몸 스쿼트를 할 때처럼 허리의 중립을 유지하는 것이다. 허리 뒤에 살짝 아치가 생기도록 하는 정도가 허리의 중립 상태라고 설명한 바 있다.

내려가는 정도 즉, 가동 범위도 맨몸 스쿼트를 할 때와 마찬가지로 곧은 상체와 허리의 중립을 유지하면서 내려갈 수 있는 만큼만 앉으면 되는데, 일단은 하프 스쿼트 즉, 허벅지가 지면과 평행할 때까지 내려가는 정도를 시도해 본다. 하프 스쿼트가 되기 이전에 상체가 굽어지거나 허리의 중립 유지가 어려우면 가동 범위를 줄여서 쿼터 스쿼트(허벅지가 지면과 45도가 될 때까지만 내려감) 등으로 진행해야 한다. 상체와 허리의 올바른 자세가 유지되면서 하프 스쿼트가 가능하면 더 많이 앉는 풀 스쿼트도 해볼 수 있는데, 여기에서는 하프 스쿼트까지만 설명하겠다.

허벅지가 지면과 평행할 때까지 내려갔으면, 이제 다시 같은 경로로 그대로 일어난다. 일어날 때는 몸에 들어가는 힘의 구조가 달라지므로, 일어나는 도중에도 곧은 상체와 허리의 중립을 유지해야 한다는 사실을 일부러 머리로 의식하고 진행해야 한다. 일어날 때도 앉을 때와 똑같다고 인식하고 몸의 긴장을 늦추면 부상의 가능성이 올라가기 때문이다. 나중에 어느 정도 몸이 익숙해지면 상황이 다소 달라지지만, 초반에는 아주 중요한 부분이다.

호흡은 앉을 때 숨을 들이마시고, 일어설 때 숨을 내쉰다. 웨이트 트레이닝에서의 호흡은 이런 식으로, 중력 반대 방향으로 동작을 할 때(쉽게 표현하면 '무게를 들어 올릴 때') 숨을 내쉬는 경우가 대부분이다. 다른 동작을 할 때도 이 원리를 항상 기억하도록 하자.

이렇게 한 번 앉았다 일어서기를 1회로 하여 12~15회 정도를 반복해 본다. 중량 운동에서도 이 횟수 묶음을 1세트set라고 부른다. 빈 바로 이 정도를 해도 꽤나 운동이 되는데, 혹시 이게 버겁고 힘들면 바를 제거하고 다시 맨몸 스쿼트로 돌아가야 한다. 중량 운동에서 그 어느 경우에도, 무리가 되는 중량을 억지로 수행해야 하는 경우는 없으므로 절대로 무리하지 않도록 한다. 이를 무시하면 부상의 가능성이 올라가게 된다.

반대로, 빈 바로 수행하는 12~15회 1세트가 너무 수월하다 싶으면, 바의 양쪽에 적당한 중량원판을 꽂아서 다시 동작을 수행해 본다. 12~15회 1세트 수행 후에 하체에 적당한 피로감이 느껴지면 본인에게 맞는 중량이다. 만약 너무 편하다 싶으면 다음 세트에서는 중량을 조금 더 올려 본다. 그러다가 12~15회를 수행하기 힘들거나, 수행했어도 다리나 하체에 너무 많은 피로감이 느껴지면 다음 세트에서는 중량을 조금 내려 본다. 이렇게 해서 본인에게 맞는 중량을 찾는다.

이렇게 찾은 본인에게 맞는 중량으로 3세트를 수행한다. 각 세트 사이에는 1분 정도의 휴식 시간을 갖는다. 이러한 본인에 맞는 중량 찾기 방식은 이하 모든 운동 동작에서 동일하므로 잘 기억해 놓도록 하자.

중량 운동을 처음 했으면 나중에 집에 가서 해당 근육이 다소 아플 수가 있다. 본 운동 경우에는 다리 앞쪽 근육인 대퇴사두근, 다리 뒤쪽 근육인 대퇴이두근 등에 해당한다. 이는 자연스러운 현상이므로 겁먹거나 걱정하지 말고, 다음 날 또는 여건이 되는 날에 다시 같은 운동을 해 주면 통증은 감소하며 오히려 해당 근육에 기분 좋은 묵직함을 느끼게 된다. 따라서 꾸준히 계속 운동을 해 주면 된다.

하지만 이에 기쁜 나머지 너무 운동을 많이 하거나 너무 무겁게 해서 오버 트레이닝이 되는 경우도 많으므로, 항상 느긋한 마음으로 적당량의 운동을 수행하는 것이 중요하다.

하루하루 운동을 해 나가다가 보면 이 중량의 12~15회 3세트가 나중에는 더 쉽게 느껴지게 된다. 이때는 1세트의 회수를 몇 개 더 올려 본다. 즉 15회

~18회를 시도해 본다. 이도 수월하게 하게 되면 이번에는 중량을 살짝 올려 본다. 예를 들어 빈 바에 30킬로의 중량 원판을 추가로 꽂고 운동을 하고 있었으면 35킬로로 올려 보는 식이다. 그러고 나서 역시 12~15회를 시도한다. 이런 식으로 시간이 지남에 따라 조금씩 중량을 올려 나가면 되는데 이를 '점진적 과부하'라고 하여, 웨이트 트레이닝의 기초 원리 중 하나다.

이 방식도 마찬가지로 이하 모든 운동 동작에서 동일하므로 잘 기억해 두자. 이에 따라 근육의 힘인 근력이 늘게 되고, 근육의 모양이 잡히면서 조금씩 두꺼워지게 된다. 그러나 성장 속도에 대해서 조바심을 가지면 안 되고, 모든 요인은 개인차가 존재하기 때문에 남과 비교하거나 초조해하는 것은 금물이다. 항상 느긋함을 가지고, 여유 있게 운동에 임하면서 즐기도록 하자.

· 프론트 스쿼트 front squat

백 스쿼트와 다 비슷하나 이번에는 바를 목 뒤가 아니라 목 앞쪽의 어깨에 놓는다는 점이 다르다. 이렇게 하면 백 스쿼트를 할 때보다 허벅지의 앞쪽 근육인 대퇴사두근에 자극이 더 많이 가게 되므로, 대퇴사두근을 집중적으로 훈련하는 데 도움이 된다. 그러나 백 스쿼트에서처럼 대퇴사두근과 대퇴이두근을 골고루 사용하지 못하는 이유로 백 스쿼트만큼의 중량을 들지는 못한다. 따라서 백 스쿼트에서 본인이 사용했던 중량보다 좀 더 낮게 중량을 설정하여 동작을 수행하자.

백 스쿼트에서처럼 본인의 어깨높이보다 살짝 아래 위치로 바의 높이를 조정한 후, 바를 본인의 앞쪽 어깨에 잘 밀착시킨다. 바가 목에 살짝 닿는 정도의 위치가 적당하다. 그리고 양손으로 바를 잡는데 손바닥을 위로 하는 오버 그립과 손바닥을 아래로 하는 언더 그립 중 본인이 편한 방법으로 잡으면 된다. 언더 그립으로 잡을 때는 양손을 교차하여 잡으면 보통 더 편하다. 백 스쿼트에서와 마찬가지로, 바에 새겨져 있는 위치 표시, 스쿼트 랙 앞에 거울이 있으면 거울, 도와줄 사람이 같이 있으면 조력자의 조언 등을 이용해서 바의 중앙에 본인의 몸을 잘 위치시킨다. 바를 잡은 양손의 위치도 좌우 대칭이 되어야 함은 물론이다.

바의 높이가 어깨보다 살짝 낮기 때문에, 이 상태에서 상체가 똑바로 펴져 있다고 가정하면 무릎이 살짝 구부러질 수밖에 없다(허리를 숙이면 안 되므로). 구부러진 무릎을 천천히 펴면서 바가 거치대에서 떨어지도록 들어 본다. 그리고는 짧게 3걸음 정도 걸어서 거치대에서 멀어진다. 랙 구조에 따라 이때 앞으로 걸어야 하는 경우도 있고 반대로 뒤로 걸어야 하는 경우도 있다. 어느 경우든지 바벨을 든 상태에서 앉았다가 일어나기를 반복하기 위한 공간을 확보하려는 목적이므로, 상황에 맞게 거치대에서 멀어지면 된다.

다음으로 맨몸 스쿼트 편에서 설명했던 것과 같은 요령으로 천천히 앉아 본다. (양발 사이의 간격과 모양 등은 맨몸 스쿼트에서와 요령이 같으니 맨몸 스쿼트 편을 참조하자.) 바벨이 몸 앞쪽에 위치하므로 백 스쿼트에 비해서 상체를 보다 더 직각에 가깝게 세울 수 있다. 따라서 동작을 해 보면 맨몸 스쿼트의 상체 각도에 백 스쿼트보다 더 가깝다는 것을 느낄 것이다. 따라서 백 스쿼트보다 허리에 부담이 덜하다는 큰 장점이 있다. 앉았을 때 맨몸 스쿼트에서처럼 허리의 중립을 유지하는 점도 잊지 말자. 허리 뒤에 살짝 아치가 생기도록 하는 정도가 허리의 중립 상태라고 설명한 바 있다.

내려가는 정도 즉, 가동 범위도 맨몸 스쿼트에서와 마찬가지로, 곧은 상체와 허리의 중립을 유지하면서 내려갈 수 있는 만큼만 앉으면 되는데, 일단은 하프 스쿼트 즉, 허벅지가 지면과 평행할 때까지 내려가는 정도를 시도해 본다. 하프 스쿼트가 되기 이전에 상체가 굽어지거나 허리의 중립 유지가 어려우면 가동 범위를 줄여서 쿼터 스쿼트(허벅지가 지면과 45도가 될 때까지만 내려감) 등으로 진행해야 한다. 상체와 허리의 올바른 자세가 유지되면서 하프 스쿼트가 가능하면 더 많이 앉는 풀 스쿼트도 해볼 수 있는데, 여기에서는 하프 스쿼트까지만 설명하겠다.

허벅지가 지면과 평행할 때까지 내려갔으면, 이제 다시 같은 경로로 그대로 일어난다. 호흡은 백 스쿼트와 동일하게 앉을 때 숨을 들이마시고, 일어설 때 숨을 내쉰다. 이렇게 한 번 앉았다 일어서기를 1회로 하여 12~15회 1세트를 실시해 본다. 너무 힘들거나 너무 수월하면 중량을 조정하여, 본인이 12~15회 1세트 수행 후에 하체에 적당한 피로감이 느껴지는 중량 즉 본인에게 맞는 중량을 찾는다. 이렇게 찾은 본인에게 맞는 무게로 3세트를 수행하는데, 각 세트 사이에는 1분 정도의 휴식 시간을 갖는다. 하루 하루 운동을 해 나가면서, 백 스쿼트에서 설명한 점진적 과부하의 원칙을 적용하여 회수와 중량을 조금씩 늘려 나가면 된다.

자신감을 채워주는
가슴 근육 강화

· 벤치 바벨 프레스 bench barbell press

벤치 바벨 프레스를 아직 안 해본 분들은 은근히 이 운동을 로망으로 생각하는 분들도 많다. 이제 한 번 해볼 때가 드디어 왔다. 벤치 바벨 프레스는 가슴 근육, 특히 그중 가장 중요한 대흉근을 발달시키는 가장 기본적인 중량 운동이다. 남성들은 '갑바'라고도 부르며 다들 열망하는 근육이다. 여성들도 마찬가지로 가슴 근육을 발달시킴으로써 가슴 라인을 예쁘게 만드는 데 도움을 줄 수 있다. 남녀 모두에게 자신감을 불어넣어 줄 수 있는 운동인 것이다. 도전해보자.

바벨을 걸어 놓을 수 있는 거치대가 연결되어 있는 바벨 프레스용 플랫 벤치(flat bench, 각도를 조절할 수 있는 인클라인 벤치 혹은 디클라인 벤치와 구별하여, 납작한 각도 즉 바닥과 평행한 각도로 고정되어 있다는 뜻으로 플랫 벤치라고 부

189

른다. 인클라인 벤치를 사용할 경우에는 각도를 바닥과 평행하게 조정한다.)에 누워서 바벨을 가슴 위로 들어 올린다. 이때 양손의 간격은 본인의 어깨너비보다 좀 더 넓게 잡는다. 바벨의 무게는 본인이 12~15회 정도 들 수 있는 무게가 좋은데 그 무게를 아직 모르므로, 일단 충분히 가볍게 시작해서(빈 봉으로 시작하는 것을 권장한다) 본인이 들면서 느껴 보고 조정하는 것이 좋다. 반대로 무겁게 시작하면 위험할 수 있기 때문이다.

바벨을 가슴에 닿기 직전까지 내린다. 호흡은, 내리면서 숨을 들이마신다. 내렸을 때 상박(윗팔이라는 뜻으로 팔꿈치에서 어깨까지를 말한다. 반대로 하박은 아랫팔인데 팔꿈치에서 손목까지를 말한다)과 상체 몸통의 각도가 45도 정도가 되게 한다. 90도가 되게 내려야 한다고 잘못 알고 있는 경우가 많은데 뭐든지 90도가 뭔가 교과서적이고 절도 있어 보인다는 선입견에서 오는 오해다. 이렇게 하면 어깨를 다칠 수 있으므로 그러지 않도록 한다.

바벨이 가슴에 닿기 직전까지 왔으면 다시 팔을 펴면서 밀어 올린다. 운동에서 프레스press는 밀어낸다는 뜻이다. 밀어 올리면서 숨을 내쉰다. 팔은 충분히 펴 주되 마지막에 팔꿈치가 딸깍 들어맞는 느낌이 들 때까지(이를 락아웃lockout이라고 한다) 올리면 안 된다. 락아웃이 될 때까지 들면 팔꿈치를 다칠 수 있으니 주의한다.

여기까지를 1회로 하여 12~15회 1세트를 수행한다. 그리고 나서 가슴에 적당한 피로감이 느껴지면 본인에게 맞는 중량이다. 그러지 않고 너무 편하다 싶

벤치 바벨 프레스
bench barbell press

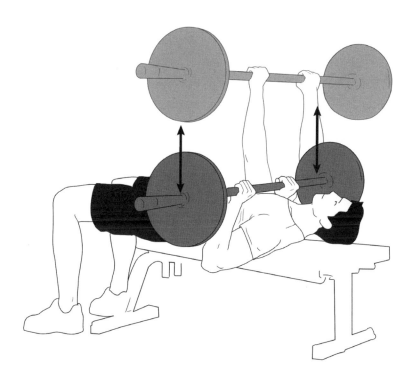

· 양손의 간격을 본인의 어깨너비보다 좀 더 넓게 하여 바벨을 잡고 가슴 위로 들어올
  렸다가 가슴에 닿기 직전까지 내린다. 내렸을 때 상박과 상체 몸통의 각도가 45도 정
  도가 되도록 한다. 올렸다가 내리는 것을 반복한다.

으면 다음 세트에서는 중량을 조금 올려 본다. 반대로 12~15회를 수행하기 힘들거나 수행했어도 가슴이나 팔에 너무 많은 피로감이 느껴지면 다음 세트에서는 중량을 조금 내려 본다. 이렇게 해서 본인에게 맞는 중량을 찾는다.

이렇게 찾은 본인에게 맞는 무게로 3세트를 수행한다. 각 세트 사이에는 1분 정도의 휴식 시간을 갖는다. 하루하루 운동을 해나가면서, 앞서 설명한 점진적 과부하의 원칙을 적용하여 회수와 중량을 조금씩 늘려 나가면 된다.

상체 운동도 하체 운동과 마찬가지로, 중량 운동을 처음 했으면 나중에 집에 가서 해당 근육이 다소 아플 수가 있다. 본 운동의 경우에는 가슴 근육 즉, 대흉근, 그리고 부차적으로는 팔 근육에 해당한다. 그러나 이는 자연스러운 현상이므로 다음 날이나 또는 여건 되는 날에 다시 같은 운동을 해 주면 통증은 감소하며 오히려 해당 근육에 기분 좋은 묵직함을 느끼게 되므로, 꾸준히 계속 운동을 해 주자. 그렇다고 너무 운동을 많이 하거나 너무 무겁게 하면 오버트레이닝이 되므로, 항상 느긋한 마음으로 적당량의 운동을 수행하는 것이 중요하다.

· 스미스 머신 벤치 바벨 프레스 Smith machine bench barbell press

벤치 바벨 프레스와 다 같지만 바벨이 자유롭게 움직이는 거치대가 아니라, 바벨이 일정한 경로로 움직일 수밖에 없는 스미스 머신 Smith machine 이라는 기구를 사용한다. 스미스 머신 안에 벤치를 가져다 놓되, 바를 내렸을 때 본인의 가슴 위에 올 수 있도록 벤치의 위치를 조정한다. 바벨을 내리고 올리는 동작은 벤치 바벨 프레스와 동일하다. 호흡도 마찬가지다.

바벨이 움직이는 경로가 정해져 있기 때문에, 바벨의 경로를 본인이 결정하게 되는 벤치 바벨 프레스에 비해 더 안정적인 동작이 가능하므로 일반적으로는 더 초급 운동으로 인식된다. 그러나 나중에 본인이 중급자 이상이 되면 오히려 더 높은 중량을 집중력 있게 들기 위해 일부러 스미스 머신을 병행하게 되므로 단정적으로 말할 수는 없다. 한마디로 본인의 목적에 맞게 다양하게 사용할 수 있다는 표현이 맞겠다.

나는 초보자에게도 두 가지를 다 병행할 것을 권장한다. 스미스 머신에서 하는 것이 동작을 하기가 더 쉬우므로 스미스 머신도 하되, 스미스 머신만 하면 동작에 대한 본인의 제어 능력이 떨어질 수 있으므로 벤치 바벨 프레스도 병행하는 것이 좋다.

· 벤치 덤벨 프레스 bench dumbbell press

벤치 바벨 프레스와 작용 근육군은 비슷하나, 동작의 자유도가 더 높아 좀 더 상급 운동에 해당한다. 바벨을 들어 올리는 대신 덤벨을 양손에 하나씩 잡고 들어 올린다. 따라서 바벨 거치대가 없는 단순한 플랫 벤치에서도 운동이 가능하며, 벤치가 없으면 바닥에 누워서 할 수도 있다.

바벨 프레스 때 사용했던 거치대가 없기 때문에, 벤치에 앉기 전에 혹은 앉은 직후에 덤벨을 손에 들고나서 벤치에 누워야 한다. 그러고 나서는 팔을 쭉 뻗어서 덤벨을 가슴 위로 들어 올린 이후에 바벨 프레스와 비슷하게 동작을 진행하면 된다. 호흡도 마찬가지다. 따라서 최초에 덤벨을 들고 시작 자세로 이어지는 과정에 특히 주의하여, 덤벨을 떨어뜨리거나 어려운 자세가 나오지 않도록 한다.

팔을 내렸을 때 어느 정도 서로 간격이 있던 양 덤벨이, 팔을 뻗었을 때는 거의 맞닿을 정도로 가까워지게 된다. 따라서 엄밀히는 동선이 약간 다르지만, 메커니즘은 바벨 프레스와 거의 비슷하므로 바벨 프레스와 유사한 느낌으로 동작을 진행하면 무방하다.

옷맵시를 살려주는
어깨 근육 강화

· 바벨 숄더 프레스 barbell shoulder press

프레스는 운동에서 밀어낸다는 뜻이라고 설명한 바 있다. 따라서 숄더 프레스도 밀어내는 동작이다. 벤치 바벨 프레스와 벤치 덤벨 프레스를 할 때는 상체가 지면과 평행한 상태가 되도록 누운 자세에서 밀어냈다. 숄더 프레스는 서서 또는 벤치에 앉아서 하는 운동으로 상체가 지면과 수직이 되는 자세에서 밀어내는 운동이다. 이렇게 하면 이번에는 가슴 근육이 아니라 어깨 근육이 주로 사용되게 된다. 어깨 근육은 삼각근이라고도 하는데, 발달되면 어깨가 넓어 보이고 강인한 인상을 준다.

우선 바벨 숄더 프레스를 보면, 앉아서 할 때나 서서 할 때나 바벨은 적당한 거치대에 위치해 놓았다가 바벨을 들면서 동작이 시작된다. 만약 거치대가 없이 바닥에 놓인 바벨을 들어서 바로 숄더 프레스로 이어지려면 기술적인 동작들이 필요하므로 초보자에게는 권하지 않는다. 앉거나 선 상태에서 바벨을 머리 위로 밀어 올린다. 서서 하는 바벨 숄더 프레스의 경우 군대에서 많이 한다고 하여 예전에는 밀리터리 프레스military press라고도 불렀으나, 요새는 앉아서 하는 경우도 혼용하여 다 밀리터리 프레스라고 많이들 부른다. 호흡은 벤치 프레스 때와 마찬가지로 밀어 올릴 때 숨을 내쉬고, 바벨을 내릴 때 숨을 들이마신다. 벤치 프레스의 경우는 자연적으로 가슴이 바가 더 내려갈 수 없는 지점 표시 역할이 되지만, 숄더 프레스의 경우에는 그런 게 없으므로 바벨을 내리는 정도를 개인마다 컨트롤 해야 한다. 동작이 익숙한 경우에는 더 내리기도 하지만, 초보자의 경우에는 바가 자신의 인중 위치 정도까지 내려오면 적당하다.

벤치 바벨 프레스에서처럼 12~15회를 1세트로 수행한다. 마찬가지로, 그러고 나서 어깨에 적당한 피로감이 느껴지면 본인에게 맞는 무게이다. 그러지 않고 너무 편하다 싶으면 다음 세트에서는 무게를 조금 올려 본다. 반대로 12~15회를 수행하기 힘들거나 수행했어도 어깨나 팔에 너무 많은 피로감이 느껴지면 다음 세트에서는 무게를 조금 내려 본다. 이렇게 해서 본인에게 맞는 무게를 찾는다. 어깨 근육은 가슴 근육에 비해 일반적으로 파워가 다소 낮으므로, 벤치 바벨 프레스에서보다 다소 낮은 무게를 선택해야 맞을 것이다.

마찬가지로 이렇게 찾은 본인에게 맞는 무게로 3세트를 수행한다. 각 세트 사이에는 1분 정도의 휴식 시간을 갖는다.

바벨 숄더 프레스

barbell shoulder press

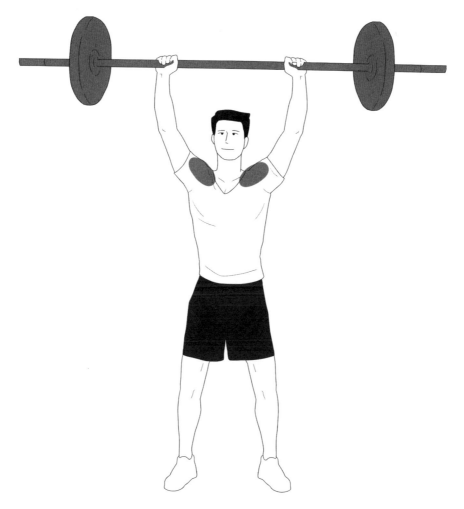

· 양손의 간격을 본인의 어깨너비보다 좀 더 넓게 하여 바벨을 잡고 앉거나 선 상태에
  서 바벨을 머리 위로 들어올렸다가 내리는 것을 반복한다. 초보자의 경우 바가 자신
  의 인중 위치까지 내려오게 하는 것이 적당하다.

· 스미스 머신 숄더 프레스 Smith machine shoulder press

벤치 프레스에서 스미스 머신 사용을 설명했을 때와 원리는 같다. 바벨 숄더 프레스와 다 같지만 바벨이 자유롭게 움직이는 것이 아니라, 바벨이 일정한 경로로 움직일 수밖에 없는 스미스 머신을 사용하는 것이다. 숄더 프레스의 경우에는 서서 하면 필요한 공간의 높이가 스미스 머신의 크기를 넘어가는 경우가 대부분이기 때문에, 주로 벤치를 가져다 놓고 앉아서 진행하게 된다. 그러나 예외적으로 공간이 나오면 서서 해도 된다.

바벨을 내리고 올리는 동작은 바벨 숄더 프레스와 동일하며, 호흡도 마찬가지다. 스미스 머신 벤치 바벨 프레스에서처럼 바벨이 움직이는 경로가 정해져 있기 때문에, 바벨의 경로를 본인이 결정하게 되는 바벨 숄더 프레스에 비해 더 안정적인 동작이 가능하므로 일반적으로는 더 초급 운동으로 인식된다. 그러나 앞서 설명했듯이, 나중에 본인이 중급자 이상이 되면 오히려 더 높은 중량을 집중력 있게 들기 위해 일부러 스미스 머신을 병행하게 되므로 단정적으로 말할 수는 없다. 따라서 본인의 목적에 맞게 다양하게 사용할 수 있다는 표현이 맞다.

어깨 운동의 경우에서도 마찬가지로, 나는 초보자에게도 두 가지를 다 병행할 것을 권장한다. 스미스 머신에서 하는 것이 동작이 더 쉬우므로 스미스 머신도 하되, 스미스 머신만 하면 동작에 대한 본인의 제어 능력이 떨어질 수 있으므로 바벨 숄더 프레스도 병행하는 것이 좋다.

· 덤벨 숄더 프레스 dumbbell shoulder press

바벨 숄더 프레스와 작용 근육군은 비슷하나, 벤치 덤벨 프레스의 경우처럼 동작의 자유도가 더 높아 좀 더 상급 운동에 해당한다. 그러나 바벨 숄더 프레스의 빈 바^{bar}보다 더 가볍게 들려면 더 가벼운 덤벨을 사용하는 방법밖에 없으므로, 실제로는 초보자가 바벨 숄더 프레스보다 덤벨 숄더 프레스를 더 많이 하게 되는 측면도 있다. 바벨 대신 덤벨을 사용하기 때문에 바벨 거치대는 필요가 없고, 일반 벤치에 앉거나 서서 진행한다.

덤벨을 양손에 하나씩 잡고 머리 위로 들어 올린 후, 그다음에 팔꿈치가 90도 정도로 구부러질 때까지 덤벨을 내린다. 이를 반복한다. 팔을 내렸을 때 어느 정도 서로 간격이 있던 양 덤벨이, 팔을 뻗었을 때는 거의 맞닿을 정도로 가까워지게 된다. 따라서 엄밀히는 동선이 약간 다르지만, 메커니즘은 바벨 숄더 프레스와 거의 비슷하므로 바벨 숄더 프레스와 유사한 느낌으로 동작을 진행하면 무방하다.

허리를 꼿꼿하게 세워주는
등 근육 강화

· **랫 풀다운** lat pull-down

사전 지식이 없이 헬스장에 처음 가는 경우, 가장 많이 하는 웨이트 운동기구가 랫 풀다운 머신이다. 이미 해본 사람들도 많이 있을 것이다. 수평의 바가 케이블에 연결되어 대롱대롱 매달려 있는 바로 그 기구다. 같이 붙어 있는 의자에 앉아서 이 수평 바를 아래로 끌어 잡아당겼다가 다시 올리기를 반복하는 운동이 바로 랫 풀다운인데, 등 근육 중 가장 큰 근육인 광배근을 운동하기에 효과적이다.

보통 무릎 바로 윗쪽을 지지하는 지지대가 기구에 달려 있으므로, 의자에 앉을 때 이 지지대의 높이를 조정하여 본인의 다리가 잘 고정되도록 한다. 운동 중 하체가 흔들리면 동작의 효율이 떨어지고 부상의 위험이 있기 때문이다.

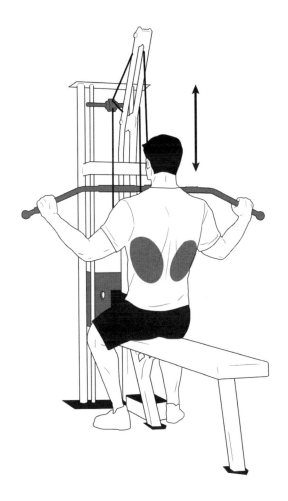

· 양손의 간격을 본인의 어깨보다 좀 넓게 하여 수평 바를 잡고 천천히 아래로 당긴다. 수평 바가 가슴 바로 위 정도까지 오면 다시 천천히 바를 위로 올린다. 팔이 거의 펴질 때까지 올리고 다시 당기는 것을 반복한다.

수평 바를 잡을 때 양손의 간격은 본인의 어깨보다 좀 넓게 잡는다. 사용 근육 부위에 변화를 주기 위해 일부러 좁게 잡고 하는 방법도 있으나, 광배근을 전체적으로 사용하는 무난한 기본 자세는 본인이 무리 없이 당길 수 있는 최대한의 넓이로 잡는 것이다. 그리고 수평 바의 높이를 조정할 수 있는 기구도 있으므로, 이 기능이 있는 경우에는 본인이 편안하게 당길 수 있는 높이로 조정을 한다.

이제 준비가 되었으면 수평 바를 천천히 아래로 당겨 본다. 바가 얼굴 바로 앞을 스쳐서 가슴 바로 위 정도 올 때까지 당기면 되는데, 이때 가장 주의할 점은 팔과 손목의 힘을 최대한 빼고 견갑골(어깨뼈: 등과 팔이 이어지는 부분에 있는 넓적하고 평평한 뼈)로 당긴다는 느낌으로 당겨야 한다. 이렇게 해야 등 근육 특히 광배근이 많이 사용되게 된다. 이렇게 하지 않고 거의 팔 힘으로 당기는 초보자들이 많으므로, 주의를 집중해서 진행한다.

바가 가슴 바로 위 정도까지 오면 다시 천천히 바를 위로 올린다. 팔이 거의 펴질 때까지 올리고 다시 끌어당기기를 반복한다. 호흡은 바를 올릴 때 숨을 들이마시고, 당길 때 숨을 내쉰다.

다른 운동들을 했을 때처럼 12~15회를 1세트로 수행한다. 마찬가지로, 그러고 나서 등 근육에 적당한 피로감이 느껴지면 본인에게 맞는 무게이다. 그러지 않고 너무 편하다 싶으면 다음 세트에서는 무게를 조금 올려 본다. 반대로 12~15회를 수행하기 힘들거나 수행했어도 등이나 팔에 너무 많은 피로감이 느껴지면, 다음 세트에서는 무게를 조금 내려 본다. 이렇게 해서 본인에게 맞는 무게를 찾는다.

역시 마찬가지로, 이렇게 찾은 본인에게 맞는 무게로 3세트를 수행한다. 각 세트 사이에는 1분 정도의 휴식 시간을 갖는다.

· **턱걸이** 풀업, pull up

바벨 등의 중량 기구를 사용하지는 않지만 턱걸이는 맨몸 운동보다는 중량 운동으로 분류된다. 그 이유는 1 본인의 몸무게 전체라는 상당한 무게를 다루고 있고, 2 턱걸이를 하려면 철봉이나 랙 등의 기구가 필요하여, 통상 아무 장비가 없이 하는 맨몸 운동의 개념을 벗어나기 때문이다.

운동 메커니즘 자체가 랫 풀다운과 거의 비슷하여, 팔과 상체의 움직임도 랫 풀다운과 거의 같다고 보면 된다. 따라서 주로 사용되는 근육도 광배근으로 같다. 다른 점은 랫 풀다운에서는 몸이 정지해 있고 랫 풀다운 바가 아래위로 움직이는 것에 반하여, 턱걸이에서는 바가 고정되어 있고 대신 몸 전체가 아래위로 움직인다는 점이다. 따라서 작용 반작용의 상대적 개념으로 보면 같은 위상topology의 운동이라고 볼 수 있으나, 실제 동작을 해보면 느낌이 많이 다르므로 다양하게 운동을 한다는 측면에서 둘 다 시도해 보면 좋다.

팔굽혀펴기처럼 어렸을 때부터 많이들 봐 온 동작일 것이다. 학교에서는 양손을 어깨 너비 정도로 철봉을 잡고 턱걸이를 하는 모습을 주로 봤을 테지만,

중량 운동으로서의 턱걸이는 랫 풀다운에서처럼 어깨너비보다 넓게 바를 잡고 한다. 마찬가지로 너무 좁게 잡으면 사용 근육 부위에 변화가 오기 때문에 이는 나중에 응용 동작으로 시도해 보고, 기본 동작으로는 본인이 당길 수 있는 최대한의 넓이로 잡는 것이 좋다. 철봉이나 랙 등 완전히 고정된 턱걸이용 바에서 하는 것을 권장하며, 문틈 사이에 끼는 바 같은 경우는 떨어질 위험성이 있기 때문에 권장하지 않는다.

바를 잡고 가슴을 활짝 편 상태에서, 견갑골을 아래로 모아 준다는 느낌으로 몸을 위로 잡아당긴다. 가슴이 바에 닿도록 한다는 생각을 하면 방향이 잘 나온다(아마도 실제로 닿지는 않을 것이다. 물론 닿을 수 있으면 최상이다). 그리고나서 다시 팔을 천천히 펴면서 원 위치로 몸을 내린다. 랫 풀다운과 달리 무게를 가볍게 조절할 수가 없으므로, 만약 하기 힘들면 너무 억지로 하지 말고 랫 풀다운을 대신 하면 된다. 랫 풀다운을 꾸준히 하다 보면 차츰 다룰 수 있는 중량이 증가하므로, 나중에 다시 턱걸이를 시도해 본다.

발이 바닥에 닿지 않도록 바의 높이가 충분하면 좋은데, 만약 그렇지 않은 경우에는 종아리를 적당히 굽혀서 바닥에 닿지 않도록 하고 진행한다.

· 시티드 케이블 로우 seated cable row

수직으로 당기는 운동들을 했으니 이제 수평으로 당기는 운동을 해보자. 랫 풀다운이나 턱걸이와 마찬가지로 광배근 운동이나, 당기는 방향에 90도의 변

시티드 케이블 로우

seated cable row

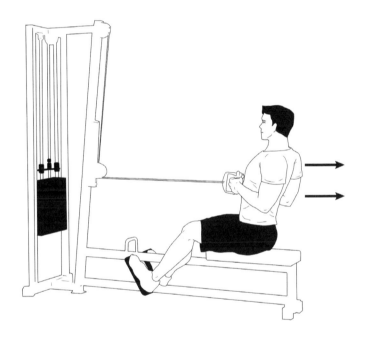

· 케이블 끝에 달린 손잡이를 양손으로 잡고 손잡이가 배꼽에 닿기 직전까지 당긴다.
  발판에 양발을 대서 하체를 고정하고 허리 뒤쪽은 살짝 아치를 그려야 한다. 팔과 손
  목의 힘을 최대한 빼고 광배근을 사용해 당긴다.

화가 있다고 보면 된다. 따라서 광배근을 이만큼 다르게 자극하게 된다.

시티드 케이블 로우 머신에 앉아서, 케이블 끝에 달린 손잡이를 양손으로 잡고 손잡이가 배꼽에 닿기 직전까지 당긴다. 여기서 두 가지 주의할 점이 있다.

첫 번째는 랫 풀다운에서 하체를 잘 고정시켰던 것처럼 이번에도 하체 고정이 중요하다. 보통 발을 지지하는 발판이 머신에 달려 있으므로 이 발판에 양발을 잘 지지한다. 그리고 앉은 자세에서 허리 뒤쪽은 살짝 아치를 그려 주는데, 바벨 스쿼트의 앉는 동작과 비슷한 느낌이라고 보면 된다.

두 번째도 역시 랫 풀다운에서처럼, 팔과 손목의 힘을 최대한 빼고 견갑골로 당긴다는 느낌으로 당겨야 한다. 이렇게 해야 등 근육 특히 광배근이 많이 사용되게 된다. 이렇게 하지 않고 거의 팔 힘으로 당기는 초보자들이 많으므로 견갑골과 등 근육에 집중해서 진행한다.

손잡이는 보통 V자형 그립 또는 뉴트럴 그립이라고 해서 V자형으로 꺾어져 있는 손잡이가 달려 있는 경우가 대부분인데, 이 손잡이는 목적에 따라 여러 종류가 있으므로 일부러 다른 손잡이로 바꾸어 달아서 운동을 할 수도 있다. 그러나 일단 가장 기본형이라고 할 수 있는 V자형 그립을 사용하면서 운동에 익숙해져 보자.

근육을 저축하는
분할·무분할 루틴

써킷 루틴(무분할)

전신 운동을 매일 똑같이 반복하는 루틴이다. 중량 운동을 처음 할 때는 이 방식으로 몸을 적응시키는 것도 좋다.

· 기본 써킷 루틴

일주일에 5일, 한 달간 실시해 본다. 앞서 설명한 중량 선택 요령을 참조한다.

운동명	방법
① 백 스쿼트 ② 벤치 바벨 프레스 ③ 랫 풀다운	· 각각의 운동을 15회씩 3세트 시행한다.

· **심화 써킷 루틴**

기본 써킷 루틴을 한 달간 시행해 보고 몸이 어느 정도 적응이 됐다 싶으면 실시해 본다. 일주일에 3일을 실시해 보다가 나중에 익숙해지면 일주일에 5일로 늘릴 수 있다. 기본 써킷 루틴에 비해 더 많은 근육군을 사용하게 되며, 운동량도 더 많다.

운동명	방법
① 백 스쿼트 ② 벤치 바벨 프레스 ③ 덤벨 숄더 프레스 ④ 프론트 스쿼트 ⑤ 랫 풀다운 ⑥ 시티드 케이블 로우	· 각각의 운동을 15회씩 3세트 시행한다.

분할 루틴

써킷 루틴으로 계속 운동을 해도 좋고, 몇 달간 써킷 루틴이 익숙해졌다 싶으면 본격적인 근육 발달 프로그램인 분할 루틴으로 넘어가도 좋다. 분할 루틴은 하루에 특정 근육 부위만 운동하는 방식으로, 몇 개의 그룹으로 묶느냐에 따라 3분할, 5분할 등 여러 가지 방법이 있다. 다음은 3분할 중 하나의 예일 뿐이며, 얼마든지 루틴을 다양하게 짤 수 있다는 점을 잊지 말자.

이 단계부터는 보다 본격적인 중량 운동 프로그램이라고 할 수 있으므로 본문에 설명이 안되어 있는 동작들도 포함되어 있다. 어차피 책으로만 따라갈 수 있는 체계를 넘어선 단계이므로, 따라서 헬스장 선생님 등을 통해 추가로 익히도록 하자.

· 분할 루틴 제1일: 하체 운동

운동명	방법
백 스쿼트	10~12회, 5세트
레그 컬	10~12회, 3세트
프론트 스쿼트	10~12회, 5세트
레그 익스텐션	10~12회, 3세트
레그 프레스	10~12회, 5세트

· 분할 루틴 제2일: 가슴 · 어깨 운동(주로 미는 동작들)

운동명	방법
벤치 바벨 프레스	10~12회, 4세트
인클라인 바벨 프레스	10~12회, 3세트
벤치 덤벨 프레스	10~12회, 3세트
바벨 숄더 프레스	10~12회, 4세트
덤벨 래터럴 레이즈	10~12회, 3세트

· 분할 루틴 제3일: 등 운동(주로 당기는 동작들) · 팔 운동

운동명	방법
랫 풀다운	10~12회, 4세트
턱걸이	10~12회, 3세트
시티드 케이블 로우	10~12회, 4세트
벤트 오버 바벨 로우	10~12회, 3세트
라잉 트라이셉스 익스텐션	10~12회, 3세트
스탠딩 덤벨 컬	10~12회, 3세트

· 분할 루틴 제4일: 휴식

4일차에는 휴식을 취하고, 다음날 다시 제1일의 하체 운동을 실시한다.

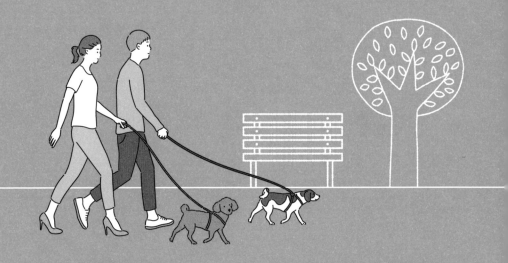

4장

운동 효과 2배로 올리는
식단·습관

건강을 지키는 3요소:
운동·영양·휴식

건강을 위해서 도움이 되는 행위는 운동 외에도 많이 있다. 이제 운동 얘기는 많이 했으니, 다른 요인들도 한 번 들여다보자. 어떤 것들이 있을까? 식단을 엄격하게 해야 한다든가, 잠을 많이 자야 한다든가, 술과 담배는 절대 해서는 안 되고 스트레스를 받아도 안 되며 물을 많이 마셔야 한다는 것 등에 대해서 한 번쯤은 들어보았을 것이다.

대부분의 사람들에게 이런 것을 모두 지키며 산다는 건 쉽지 않은 얘기다. 물론 여건과 능력이 되어서 건강을 위한 요소들을 다 챙길 수 있다면 가장 좋겠지만, 그렇지는 않은 경우라면 어떻게 해야 할까?

해답은 '선택과 집중'이다. '우선순위'라고 표현할 수도 있다. 이것은 시험에서 좋은 성적을 내는 방법과 유사하다. 나는 학력고사(1981년부터 1992년까지 시행되었던 대학입학 선발 시험) 세대다. 만점은 체력장 포함해서 340점이었던 걸로 기억한다. 이 학력고사를 잘 보려면 어떻게 해야 하는지를 떠올려 보면 같은 원리임을 알 수 있다.

모든 과목을 잘 보면 물론 제일 좋을 것이다. 실제 점수 높은 학생들은 모든 과목을 다 신경 쓸 것이다. 하지만 그렇지 못한 경우는 어떻게 해야 할까? 이때는 우선순위라는 개념이 필요하다. 즉, 점수 배점이 가장 높은 국어, 영어, 수학을 우선 먼저 열심히 공부하는 것이다.

당시 학력고사의 국영수의 배점은 190점으로, 거의 다들 만점을 받는 체력장 20점을 제외한 320점 만점의 59%나 차지한다(국어가 문과 이과에 따라서 75점 또는 55점, 영어가 60점, 수학이 문과 이과에 따라서 55점 또는 75점). 나머지 과목들은 6개나 되지만, 다 합쳐도 130점 즉 41%에 불과하다. 국영수를 우선 열심히 해야 한다는 답이 쉽게 나오는 것이다. 그러면 이 국영수 중에서는 또 뭘 어떻게 공부해야 할까? 만약, 국어는 좀 하겠는데 영어와 수학은 죽어도 싫다면, 국어라도 열심히 하는 것이 맞을 것이다. 반대로 국어와 영어까지도 어떻게 하겠는데 수학은 도저히 못하겠다면 국어와 영어를 열심히 하는 것이 맞을 것이다.

'나는 다행히 셋 다 할 만하다' 또는, '할 만하진 않은데 그냥 모르겠다. 셋 다 열심히 해보겠다'고 생각한다면 국영수를 세 가지 모두 열심히 하는 것이 맞을 것이다. 또는 '나는 좀 더 높은 점수가 필요하다. 서울대에 가야겠다'고 생각한다면 다른 과목들도 열심히 하는 것이 맞을 것이다.

이러한 식으로 전략적인 선택과 집중을 해야 할 것이다. 이 개념을 운동과 연결시키기 전에 한 가지만 더 얘기해 보자. 그러면 만약 내가 영어만 일단 열심히 한 번 해보기로 한 경우, 그러면 60점 만점만을 맞아야 하는 걸까, 아니면 포기해야 하는 걸까? 그건 아닐 것이다. 물론 만점을 맞으면 좋지만, '내가 할 수 있는 최선'을 하면 되는 것이다. 자, 이 개념을 그대로 건강에 접목해 보자.

건강에 있어서도 시험 과목의 국영수처럼 가장 큰 지분을 차지하는 요인들이 있을 것이다. 그것들은 무엇일까? 바로 운동, 영양, 휴식이다. 운동, 영양, 휴식 이 세 가지를 다 완벽하게 지킬 수 있다면 가장 좋겠지만 실제로는 이것을 모두 지키며 살기는 매우 어렵다. 그런 경우는 내 상황에 맞춰서 할 수 있는 것만이라도 하는 것이 좋다. 예를 들어 '나는 업무상 운동할 시간이 도저히 안 나고 잠도 많이 못 잔다'라고 한다면, 음식만이라도 영양소를 잘 맞춰서 건강하게 먹으면 세 가지를 모두 안 하는 것보다 몸에 도움이 된다는 것이다.

또는 '나는 운동과 휴식은 챙기겠는데, 먹는 건 도저히 포기할 수 없다. 불량 식품을 너무 좋아해서 불량 식품을 계속 먹어야 한다'면 대신 운동과 휴식을 열심히 하면, 자신이 할 수 있는 최선을 다하는 것이다. 나아가서 세 가지 요소를 모두 잘할 수 있고 건강에 더 신경 쓰고 싶은 사람이라면 술·담배를 끊고 규칙적인 생활을 하는 등 더 심화된 상황을 만들 수도 있을 것이다. 정리하자면, 건강을 유지하는 방법은 본인의 여건하에서 운동과 영양과 휴식에 최선을 다하는 것이다.

운동 효과를 높이는
최강의 식단

영양의 3요소

건강에 있어서의 국영수는 운동, 영양, 휴식이라고 했었다. 그러면 영양에 있어서의 국영수라고 할 만한 중요한 요소는 무엇일까? 바로 '단백질' '탄수화물' '지방'이다. 우리가 섭취하는 것들 중에서 신체가 중요하게 사용하는 주요 성분들은 여러 가지가 있는데, 그중에서 비타민이나 미네랄처럼 소량 단위로 생리 작용을 위해 사용되는 경우를 제외한 나머지를 주 영양소라고 한다. 단백질, 탄수화물, 지방, 이 세 가지가 바로 주 영양소다.

단백질은 우리 몸의 구성성분으로 많이 사용된다. 즉, 건물로 치면 건축 재료에 해당한다. 단백질은 소화 과정을 통해 아미노산으로 분해되고, 아미노산은 다시 우리 몸을 구성하는 형태의 단백질로 합성되어 근육, 장기, 모발 등으로 만들어지게 된다.

탄수화물은 사람이 신체 활동을 하기 위한 에너지를 만드는 데 주로 쓰인다. 자동차로 치면 연료에 해당한다. 탄수화물은 소화 과정을 통해 포도당과 같은 단당류로 분해되고, 포도당은 호흡 과정을 거치면서 에너지를 만들어낸다.

지방도 에너지를 만드는 데 쓰이며, 질량당 에너지 변환 비율이 탄수화물보다 두 배 정도 높은 고성능 연료이다. 피부 아래층에 쌓여 체온을 유지하고 충격을 완화하는 작용도 한다. 고성능 연료이다 보니 다 사용되지 못하고 남기도 하는데, 이때는 체지방으로 축적되는 특성이 있다.

예전에는 건강 식단이라고 하면 '단백질은 많이 먹고, 탄수화물은 적당히, 지방은 안 먹을수록 좋다'고 했었다. 그러다가 좀 세월이 흐른 후에는 '단백질은 여전히 많이 먹고 탄수화물은 여전히 적당히 먹는데, 지방도 불포화지방산, 오메가3와 같은 몸에 좋은 지방은 먹어야 한다'는 식으로 바뀌었다. (몸에 좋은 지방으로는 올리브오일이나 물고기기름, 아보카도 등이 섭취 대상으로 자주 추천된다.)

이 두 가지 주장은 각각 시대를 대표하는 별로 논란의 여지가 없던 트렌드였지만, 최근에는 여러 가지 주장이 난무하는 양상이다. 정반대되는 두 가지 예를 들어보자.

1) '저탄고지', 저탄수화물 고지방이라고 하며, 영어로는 키토제닉 다이어트라고 하는 식이요법이다. 단백질은 여전히 먹되, 탄수화물은 적게 먹거나 아예 먹지 않고, 대신 지방을 많이 먹는 것이다. 예를 들어 고기를 먹을 경우 쌀밥

은 먹지 않고 채소와 고기, 고기의 비계를 위주로 먹는 것이다. 그러나 탄수화물 섭취량을 지나치게 줄이면 질병을 야기할 수 있기 때문에 전혀 섭취하지 않는 방식보다는 소량을 섭취하는 방식이 최근에는 힘을 얻고 있다. 저탄고지의 핵심은 과도한 탄수화물의 섭취를 줄이는 데 있다.

2) 키토제닉과 정반대로, 아예 동물성 재료의 섭취를 하지 말고 단백질도 콩 단백질 등의 식물성 재료로 섭취하자는 비건vegan 다이어트도 나와 있다. 이 외에도 덴마크 다이어트, 팰리오 다이어트 등 여러 가지 유행성 식단들이 많이 회자되고 있다.

그런데 재미있는 사실이 하나 있다. 이처럼 여러 가지 주장들이 있지만, 잘 살펴보면 변하지 않는 점이 한 가지 있다. 바로 단백질이다. 위에 소개한 여러 가지 주장 중에서 단백질을 섭취하지 말라는 주장은 없다. 심지어 비건 다이어트도, 단백질을 식물성으로 섭취하라고 하지 단백질을 아예 섭취하지 말라고는 하지 않는다.

우리 몸에 단백질이 얼마나 중요한지 알 수 있는 부분이다. 특히 중년 이후의 건강을 위해서는 반드시 단백질이 필요하다. 왜냐하면 단백질이 근육을 합성하는 재료가 되기 때문이다.

근육을 만든다는 개념과 관련하여 "저는 과도한 근육은 싫은데요? 너무 커지면 어떡하죠?"하고 걱정하는 사람이 종종 있다. 하지만 걱정할 필요는 없다. 과도하게 근육을 만드는 건 그렇게 쉽게 되는 게 아니고, 특히 중년에 접어들면 몸의 기능이 많이 떨어져 있는 상태라서 근육을 많이 키우고 싶어도 어렵다. 오히려 정반대라고 할 수 있다. 우리는 안타깝게도 노화에 의한 근육 손실이 진행 중이기 때문에 반드시 단백질을 섭취해서 근육 손실을 보완해야 한다.

적당한 근육을 만든다는 건 두 가지 의미가 있는데, 근육 자체의 시각적인 보기 좋음도 있지만 더 중요한 두 번째 의미는, 근육의 기능이다.

근육의 기능 중 중요한 세 가지를 알아보자. 첫째, 몸을 직접적으로 움직이게 하는 가장 직관적인 기능이 있다. 둘째, 혈액순환을 돕는 기능을 한다. 혈액은 중력 때문에 70%가 하체에 몰려 있다. 그래서 하체 근육이 부족하면 몸의 혈액순환이 원활하지 못하게 되며 나이를 먹으면서 점점 더 심해진다. 셋째, 근육은 주에너지 소비 기관이기 때문에 근육이 줄어들면 기초대사량이 줄어들어서 지방이 몸에 더 많이 축적된다.

이 세 가지 기능만을 봐도 근육의 중요성은 충분히 알 수 있을 것이다. 그리고 이 근육의 손실을 막기 위해서는 어떤 형태로든지 단백질을 섭취해야 한다. 그래서 어떤 다이어트 식단에서도 단백질은 빼놓지 않는 것이다.

나이가 들면 밥 먹는 것도 귀찮아서 그냥 흰 쌀밥에 채소 반찬 몇 가지를 주식으로 삼아 간단하게 먹는 사람이 생각보다 상당히 많은데, 이는 사실 건강에 있어서 매우 안 좋은 식단이다. 나이가 들수록 단백질을 더 많이 섭취해야 한다. 고기, 계란, 생선, 식물성을 원하면 콩으로 만든 것들 등 형태는 어떤 것이든 좋다. 음식으로 단백질을 섭취할 만한 여건이 안 된다면 단백질 보충제를 섭취하는 것도 한 방법이다. 당연히 자연 음식으로 단백질을 먹는 게 제일 좋지만, 그게 어렵거나 단백질 섭취가 많이 필요할 때는 단백질 보충제가 한 방법이 될 수 있다. 어떤 방식으로든 단백질은 무조건 먹어야 한다.

단백질과는 달리, 탄수화물과 지방은 여러 다이어트 방식에 따라 의견이 다소 엇갈린다. 그러면 어떻게 해야 할까? 이렇게 하면 된다. 앞서 여러 가지 방식의 식단들을 소개했지만 탄수화물과 지방을 둘 다 많이 먹으라고 하는 경우는 잘 안 보인다. 따라서 전통적인 방식으로 하건 저탄고지 등의 방식으로 하건, 탄수화물과 지방의 총량 자체를 많지 않게 적당한 양으로 섭취하면 된다. 정확히 몇 그램을 먹어야 한다는 식으로 어떤 절대적인 기준은 없다. 사람마다 나이와 신체 조건, 운동량 등이 모두 다르기 때문이다. 하지만 확실한 것 하나가 있다. 너무 배부르지 않게 살짝 모자란 듯 먹는 게 좋다는 것이다. 보통 탄수화물과 지방을 과섭취하는 경우가 많기 때문에 대체로 지금 먹고 있는 양보다 좀 줄여야 할 것이다.

하루에 몇 끼를 먹는 게 좋을까?

간헐적 단식 등의 어떤 특정한 설계가 있지 않은 이상, 아무 생각 없이 하루에 한 번 또는 두 번 몰아서 식사를 하는 건 경계 대상이다. 몇십 년간 이렇게 먹어 와서 도저히 스타일이 바뀌기 힘들고 몸이 오히려 그러한 스타일에 최적화되어 있는 경우라면 예외로 둘 수 있겠지만, 일반적인 경우 몰아서 먹는 건

좋지 않다.

옛날에 우리나라에 거지가 많았었는데, 50~60대인 사람들은 예전에 거지가 집집마다 방문하며 초인종을 누르고 구걸을 하던 것을 기억할 것이다. 그들이 건강이 좋지 않을 수밖에 없었던 이유가 바로 '몰아서 먹기'다. 그들은 며칠을 굶다가 먹을 기회가 생기면 한번에 몰아서 먹는다. 위장에 당연히 좋지 않을 것이라는 직관적인 느낌이 올 것이다. 남들 얘기같이 들리겠지만 사실은, 여러분이 하루에 한 번 또는 두 번만 몰아서 먹을 때의 효과를 과장시켜 놓은 경우라고도 볼 수 있는 것이다. 그러니 나는 해당되지 않을 것이라고 안심해서는 안 된다.

1일 1식은 영양 불균형을 일으키기 쉽고, 하루에 한 끼를 푸짐하게 먹는다고 해도 1일 섭취 권장량을 충족시키기 힘들다는 점도 건강에 악영향을 미친다. 하루의 식사 횟수는 많은 사람이 하고 있는 대로 하루 삼시 세끼가 무난하다. 만약 좀 욕심을 내고 싶은 분들은, 하루에 먹는 양을 세 번이 아니라 4~5번 이상으로 조금씩 나눠서 먹는 게 좋다. 특히 운동을 할 때라면 건강에 더 도움이 된다.

운동을 좋아하는 사람들이 휴대 용기에 음식을 준비해서 들고 다니는 모습을 혹시 본 적이 있는지 모르겠다. 유난 떠는 거라고 생각하지 말고 한번 직접 해보면 사실은 몸에 매우 좋다. 사회생활 등의 여건과 맞지 않으면 어쩔 수 없지만, 가능한 분들은 추천한다.

여기서 주의할 점은, 하루에 먹는 총량을 여러 번으로 나누라는 것으로, 하루에 3번을 먹든 5번을 먹든 하루에 먹는 양은 같아야 한다. 만약 그러지 않고 세 번 먹던 한 끼니 분량을 그대로 하루에 두 번 더 추가하면 그전 대비 67% 과식을 하게 되어 오히려 건강을 해칠 우려가 있다. 반드시 하루의 총량 안에서 조금씩 나눠서 여러 번을 먹도록 하자.

직장인이라면 도시락을 활용하자

적절한 영양소 섭취를 감안해서 식사를 하려면 좀 더 구체적으로 어떻게 먹어야 하는 것인지 알아보자. 가정주부나 프리랜서, 또는 재택근무를 하는 사람이라면 집에서 주로 생활하기 때문에 식단을 챙기는 것이 상대적으로 쉬울 것이다. 하지만 직장을 다니는 사람이라면 자신만의 식단으로 끼니를 먹는 것이 어려울 수 있다. 그렇다면 어떻게 해야 하는지 알아보자.

가장 좋은 방법이 바로 도시락이다. 요즘에는 내가 처음 입사했던 때(1993년)와 달리 도시락을 싸고 다닌다고 해서 눈치를 주는 경우는 없기 때문에 식단을 맞추기 위해서는 얼마든지 도시락을 싸서 다닐 수 있다. 그러면 뭘 싸서 가져가면 좋을까. 앞서 언급한 내용을 감안하면 당연히 단백질이 많고 동물성 지방은 적으면서 약간의 탄수화물이 포함된 식단이어야 할 것이다.

가장 쉬운 조합을 하나 예로 들자면, 고기와 밥이다. 이게 제일 간단하다. 만약 고기가 경제적인 이유나 미각적인 이유로 꺼려지는 경우에는 고기를 계란이나 두부로 대체하는 것도 좋다. 만약 집에서 조리할 때는 소고기나 돼지고기, 닭고기, 생선 등을 적당히 요리를 해서 (양념은 적게 쓰는 것이 좋다) 이걸 반찬으로 하고, 밥통에서 밥을 좀 떠서 가져가면 된다. 용기는 밀폐용기를 활용하는 것이 편하다.

그렇다면 고기는 어떤 고기가 좋을까? 사람마다 경제적 요인, 제품에 대한 접근성 등 여러 가지 환경적인 여건들이 다르기 때문에 반드시 어떤 식단을 짜야 한다고 일괄적으로 말할 수는 없겠지만, 식단을 짜기 위한 하나의 기준을 알려주기 위해서 어떤 것들이 건강과 운동에 좋은지 소개해 보겠다.

소고기는 설도, 우둔, 홍두깨, 사태 등의 부위가 지방이 적어서 좋다. 반대로 지방이 많아서 안 좋은 부위는 등심, 갈비, 차돌박이 등이다. 건강과 운동에 안 좋다고 지칭한 부위들이 일반적으로 흔하게 접해 온 부위들일 것이다. 이 부위들이 지방 함유량 즉, 기름 함유량이 높아서 입에서는 고소하고 맛있게 느껴지기 때문에, 많은 이들에게 선호되어 왔다. 따라서 지방이 적은 부위들은 선호하지 않아서 가격도 싸고, 국거리용이나 장조림용으로 주로 사용하다 보니 정육점에서 구이나 볶음용으로 잘게 썰어 놓고 파는 경우도 드물다.

그러나 최근에는 건강과 운동에 대한 관심이 증가하면서 지방이 적은 소고기 부위들 즉, 설도, 우둔, 홍두깨, 사태도 이제는 구이나 볶음으로 먹을 수 있게, 아주 얇게 썰어서 포장되어 유통되기 시작했다. 등심이나 갈비살의 보통 구이용 두께로만 썰어도 입에서 질기고 퍽퍽할 정도로 지방이 적은 부위지만, 소위 '슬라이스 두께'라고 부르는 정도로 얇게 썰면 부드럽게 먹을 수 있다. 접해 보지 못한 독자들도 한번 시도해 볼 것을 권한다.

돼지고기는 지방이 적은 부위로 다릿살이 좋다. 지방 함량 순서는 목살과 등심, 안심, 삼겹살의 순으로 목살이 지방이 적고 삼겹살이 많다. 삼겹살은 80년대 이래로 각계각층의 사람들과 애환을 함께한 국민 음식이지만, 안타깝게도 지방 함량은 돼지고기 중 가장 높기 때문에 건강을 생각한다면 가급적 멀리하는 것이 좋다.

회식이나 외식 등의 분위기상 어쩔 수 없이 돼지고기를 먹어야 한다면 목살을 주문해 보자. 삼겹살을 다루는 식당들 대부분이 목살도 함께 팔고 있다. 그러나 목살도 삼겹살보다 낫다는 거지 만약 다릿살과 비교해서는, 지방 함량이 많이 높다는 사실도 잊지 말자. 다행히도 최근 들어서는 건강에 관심이 높아지면서 이 추세에 맞춰 축산업계가 예전에는 상상하기 힘들던 돼지 다릿살의 마케팅도 꽤나 하고 있어서, 식당에서 구이용으로 등장할 날이 올지도 모르겠다.

닭고기와 생선은 비교적 지방 함량이 적기 때문에 아무거나 먹어도 괜찮은 편이다. 그중에서도 닭고기는 잘 알려진 대로 닭가슴살이 가장 지방 함량이 낮다. 생선의 경우는 장어를 피하면 되겠고 나머지는 대체로 무난하다. 생선 부위별로 분류를 하자면 소고기와 돼지고기의 경우처럼 등 쪽이 배 쪽보다 지방 함량이 낮다.

밥은 이왕이면 흰 쌀밥보다는 잡곡밥이 좋다. 잡곡밥은 비정제 탄수화물로 섬유질이 풍부하고 쌀밥보다 마그네슘, 철, 아연, 비타민B, 비타민E 등의 영양소가 풍부하다. 섬유질은 콜레스테롤 감소에 도움을 주고 당뇨에도 좋기 때문에 가능하다면 잡곡밥을 먹는 것이 좋다. 그러나 소화 기능이 약한 경우에는 섬유질이 소화 불량을 유발할 수 있기 때문에 이 경우에는 예외로 흰 쌀밥을 먹도록 한다.

쌀의 경우와 마찬가지로 빵이나 국수의 경우에도 재료인 밀이 새하얀 색으로 정제되어 있는 경우는 그 반대의 경우와 비교해서 덜 선호된다. 그 이유는 정제된 형태의 탄수화물의 혈당 지수가 높기 때문인데, 혈당 지수가 높은 식품을 먹으면 혈당 수치가 빠르게 상승하므로 가능하다면 흰 쌀밥, 흰 떡, 새하얀 빵, 새하얀 국수 등의 순백색의 탄수화물보다는 덜 가공된 형태의 비정제 내지는 저정제 탄수화물을 먹도록 하자.

또한, 탄수화물을 복합 탄수화물과 단순 탄수화물로도 나눌 수 있는데, 운동과 다이어트를 하는 사람에게 도움이 되는 것이 복합 탄수화물로 귀리, 보리, 메밀과 같은 잡곡류가 대표적이다. 일부 사람들은 건강이나 다이어트에 모든 탄수화물이 안 좋다는 생각을 갖고 있는데 그렇지 않다는 얘기다. 한편 단순 탄수화물로는 백미, 흰 밀가루, 백설탕 등이 있으며 정제 과정을 거친 식품이나 사탕, 과자, 초콜릿, 탄산음료 등에 많이 들어 있다. 설탕은 노화를 가속시키고 특히 남성의 경우 테스토스테론 수치를 떨어뜨리는 등 여러 모로 백해무익하다. 먹을 것이 부족하던 50~60년대에는 칼로리 충족 자체가 어려웠으므로 요긴한 식품이었으나, 이제는 그런 시대가 아니다. 건강을 생각한다면 단순 탄수화물은 피하는 것이 좋다.

그리고 집에서 조리를 하지 않는 경우 즉, 전부 다 사서 먹어야 하는 경우에는 앞서 언급한 고기와 밥을 대체품으로 바꾸면 되는데, 우선 고기는 조리된 상태로 파는 닭가슴살이 다양하게 나와 있으니 이를 이용하면 좋다. 스팀 등으로 요리해서 부드러운 제품들도 많다. 만약 닭가슴살을 바로 먹는 것이 부담된다면 닭가슴살 소시지, 닭가슴살 볼 등의 가공식품들도 다양하다. 그리고 밥은 즉석밥으로 대체하면 된다. 즉석밥도 마찬가지로 가능하면 흰밥보다는 잡곡밥이 좋다.

　　이런 식으로 고기와 밥을 기본 도시락으로 싸면 된다. 이를 기본으로 하되, 추가로 여건이 가능한 사람은 채소를 추가해 준다. 생으로 먹어도 좋고, 익혀 먹어도 좋다. 또는 녹즙으로 대체할 수도 있다. 김치는 유산균이 들어 있는 등 유익한 성분도 많은 식품이지만, 점심은 최대한 식단대로 먹는 것이 목적이므로 김치나 장아찌 등의 절임 채소는 피하는 것이 좋다. 염분 즉, 나트륨을 줄이기 위해서다.

　　아침과 저녁 식사에 대해서도 언급하겠지만, 일단 점심만 이렇게 바꿔도 그 영향은 강력하다. 하루에 보통 세끼를 먹는다고 가정할 때 점심이면 그중 하나니까 하루 먹는 양의 3분의 1에 해당하고, 자그마치 3분의 1을 기존의 직장 근처 식당에서 고칼로리 고지방의 음식 대신 이렇게 깨끗하고 건강하게 섭취하면 신체에 건강한 변화가 일어날 수밖에 없다. 이건 복잡하게 생각할 필요가 없는, 과학 그 자체라고 할 수 있다.

직장인의 아침 식사

아침 식사 관련해서는 일단 이 말부터 하고 싶다. "아침을 꼭 먹자."

출근 전에 집에서 먹어도 좋고, 아니면 출근길에 사 먹던가, 아니면 도시락을 싸서 직장에 도착해서 먹는 것도 좋다. 하여간 방법은 본인의 여건에 맞추되 좌우지간 아침을 꼭 먹는 것이 좋다. 아침 식사를 건너뛰지 말자.

이렇게 아침 식사를 챙겨 먹어야 한다고 강조하는 것은 그만큼 아침을 먹는 것이 건강에 좋은데도 거르는 사람들이 많기 때문이다. 아침을 먹으면 신진대사가 자극되어 우리 몸이 잠에서 깨어난다. 또한 아침을 거르면 하루를 시작하기 위해 몸이 필요로 하는 에너지가 부족해지기 때문에 무기력할 수 있다.

앞서 하루에 식사를 몰아서 하는 것이 좋지 않고, 최소한 삼시 세끼를 먹거나 가능하면 4~5번으로 나누어 먹으면 더 좋다는 이야기를 했었다. 하루에 최소 3번, 많게는 4~5번으로 나누어 먹어야 하는데 만약 이 아침을 거르고 하루를 시작해 버려서 첫 끼를 점심부터 시작하면 하루가 끝나기 전까지 대체 언제 3번 이상의 식사를 할 수 있겠는가? 먹을 시간 자체가 너무 없어져 버리는 것이다. 따라서 아침은 거의 무조건 먹어야 한다. 간헐적 단식이나 어떤 특정한 설계의 식단을 하고 있는 게 아니라면 말이다.

단, 이미 몇십 년간 아침을 안 먹어 와서 도저히 스타일이 바뀌기는 힘들다거나 자신의 몸이 아침을 먹지 않는 것에 최적화되어 있다면 예외로 둘 수 있겠다. 그러나 그 굳어져 버린 생활습관이 사실은 상당히 건강에 불리하다는 걸 알고 있기를 바란다. 가능하면 지금부터라도 생활습관을 바꾸는 것이 좋다.

그러면 아침으로 뭘 먹으면 좋을까? 만약 아침을 먹지 않다가 이 책을 보고 나서 먹기 시작했다면 그 자체가 이미 하나의 큰 변화이기 때문에, 우선은 뭘 먹으라고까지 까다롭게 조언하고 싶지는 않다. 일단은 그냥 본인이 먹고 싶은 것, 먹기 편한 것을 아무거나 아침 식사로 먹으라고 권하고 싶다. 설사 정크푸드를 먹더라도 아예 안 먹는 것보다는 낫기 때문이다.

만약 기존에 아침을 먹고 있어서 더 건강한 식단으로 바꾸겠다면, 단백질이 많고, 동물성 지방은 적은, 그리고 약간의 탄수화물이 공급된 식단으로 바꿔보자. 가장 쉬운 조합은 앞서 얘기한 점심 도시락과 마찬가지로 고기와 밥이 좋다. 고기를 대체해야 한다면 고기 대신 계란이나 두부를 먹자.

아침도 점심과 마찬가지로 만약 집에서 조리를 하는 경우라면, 양념을 적게 써서 심심하게 조리한 고기를 반찬으로 밥과 먹으면 된다. 밥 대신 고구마도 좋다. 지방 함량에 따른 재료의 우선순위는 앞의 내용을 참조하기 바란다. 일단 고기와 밥을 기본으로 하되, 여건이 가능한 경우는 채소를 추가하자.

아침 식사 또한 점심 식사와 동일한데, 이럴 경우 같은 재료로 같은 조리법을 계속 반복하면 되니까 준비가 편하다는 장점이 있다. 또 한꺼번에 많이 만들어서 여러 끼니 먹을 수도 있다. 하지만 사람마다 스타일은 다르기 마련이고 비슷하게 계속 먹는 게 싫은 경우도 있다. 내가 여러 번 다르게 조리를 해야 한다고 해도 시간과 노력을 좀 더 투자해서 다르게 먹고 싶다고 생각하는 이들을 위해 다음 몇 가지의 아침 식단 예를 제시한다.

① 플레인 요거트나 그릭 요거트, 견과류, (원하는 조리 방식의) 계란

② 토마토 계란 볶음

③ 잡곡빵, (원하는 조리 방식의) 계란, 치즈

④ 오트밀과 우유/두유, (원하는 조리 방식의) 계란

일단 이와 같이 4가지 정도의 예시를 들 수 있는데, 전부 단백질과 탄수화물이 적당히 조합되어 있고, 지방은 좋은 지방으로 들어 있으며, 그러면서도 점심 식단과 내용이 다르게 구성되어 있다. 한번 활용해 보기 바라며, 영양 성분의 틀을 벗어나지 않는 범위에서 본인이 선호하는 방식으로 응용을 해보는 것도 좋겠다.

그다음으로 집에서 조리를 하는 것이 아니라 출근길에 뭔가를 사서 먹는 경우면, 마찬가지로 점심 도시락으로 사 먹을 식단을 아침에도 똑같이 적용하라고 기본적으로는 조언하고 싶다. 역시 '나는 아침은 좀 다르게 먹고 싶다'고 생각하는 사람은, 아침 먹거리로 시중에 나와 있는 음식의 종류가 요새는 상당히 다양하므로 기호에 맞는 걸 골라서 먹으면 되겠다. 단점은 영양학적으로 잘 조화된 메뉴가 그리 많지는 않다는 건데, 그래도 그중에서 상대적으로 나은 걸 몇 가지 언급해 보자면, 샌드위치, 닭고기 들어간 샐러드, 삶은 또는 구운 계란,

시리얼 1회용 세트 등이다.

어떤 형태로든지, 아침을 꼭 먹자! 그래야 건강과 운동에 도움이 된다.

저녁과 회식: 아침과 점심을 식단대로 잘 지킨 경우

우선 아침 식사와 점심 식사를 내가 제시한 대로 한 달 정도 시행해 본다. 그 후의 결과에 따라, 두 가지 경우로 나눠서 얘기하고 싶다.

첫 번째는 비교적 잘 따라온 경우, 즉 아침 식사와 점심 식사를 신경 써서 식단을 잘 지킨 경우이고, 두 번째는 아침 식사와 점심 식사를 조언대로 잘 못 지켰기 때문에 저녁 식사에 좀 더 신경을 써야 하는 경우, 또는 아침과 점심을 잘 지켰지만 저녁도 엄격하게 식단을 지키고 싶은 경우이다. 이렇게 두 가지로 나눠서 얘기해 보자.

첫 번째 경우 즉, 아침과 점심을 잘 챙긴 경우인데, 우선 박수를 보내고 싶다. 직장을 다니지 않는 사람에게도 물론 박수를 보내지만, 특히 직장을 다니는 사람에게는 큰 박수를 보내고 싶다. 직장을 다닌다는 자체가 벌써 일 때문에 내가 뭘 맘대로 하기 힘든 상황이 많다는 것을 의미하고, 거기에다 힘들게 출근하고 퇴근하는 등 각종 이동을 해야 하는 어려운 조건임에도 불구하고 아침과 점심을 식단으로 챙겼다는 것은 사실 대단한 일이다. 정말 잘했다는 격려와 찬사를 보낸다. 그러면 이제 저녁은 어떻게 먹으면 될까?

먹고 싶은 걸 먹으라고 얘기하고 싶다. 아침과 점심을 건강하게 챙겼으니, 저녁은 자유롭게 하자는 것이다. 물론 좀 더 건강을 챙기고 싶다면 저녁도 엄격하게 하는 것이 좋다. 실제로 운동을 좀 더 심각하게 하는 경우나 식단을 더 철저하게 챙기는 사람들은, 보통 일주일 내내 식단을 진행하고 일주일에 하루나 이틀, 보통 주말에 치팅cheating이라고 해서 자유식을 하는 경우가 많다.

그러나 여기서는 나는 일단 데일리 치팅daily cheating, 즉 하루 한 끼 치팅을 제안하고 싶다. 뭐든지 단계별로 차근차근 밟아 나가야지, 하루 세끼를 자유롭게 먹던 사람이 처음부터 너무 엄격하게 식사를 조절하려고 하면 오래 가지 못하고 제풀에 지쳐서 포기하기 쉽다. 따라서 일단은 하루 두 끼는 식단을 지키고, 저녁은 자유롭게 먹자.

혹시 나는 식단을 엄격하게 하고 있으면서 독자들에게는 대충 하라고 하는 것처럼 비춰질 수 있어서 내 경우도 참고로 소개하자면, 건강에 관심이 많은 상태로 약 25년이라는 긴 시간을 지내왔기 때문에 아무래도 식단도 그간 계속 같은 방식으로 하기보다는 일정 기간마다 한 번씩 형태를 바꿔 가면서 여러 가지 방식을 진행해 오고 있다. (따라서 엄격한 정도가 높았던 때도 있고 낮았던 때도 있다.) 나도 때로는 이렇게 저녁을 자유식으로 하는 형태로 하고 있다.

물론 내가 지금까지 그래 왔듯이, 앞으로도 또 식단이 변할 것이다. 예를 들어 나중에 좀 더 엄격하게 하고 싶어지면 현재 자유식으로 하고 있는 저녁 식사도 좀 더 엄격해질 수도 있고, 아니면 반대로 좀 더 풀어지고 싶어져서 오히려 점심까지 자유식으로 하는 등 여러 가지 가능성이 있을 수 있다. 하지만 나도 현재는 이렇게 데일리 치팅을 하고 있으니 참고를 바란다. 물론 이유는, 이렇게 하루 두 끼를 엄격하게 먹고 한 끼를 자유식으로 하는 정도도 상당히 건강한 식단이기 때문이다.

그러니 지금 건강을 위해 새롭게 식단 변화를 고려하는 단계라면, 일단 이렇게 하루 두 끼 식단과 한 끼 자유식을 먹는 방식으로 시작하라고 제안하고 싶다. 이 정도가 시작으로 무난하며, 처음부터 너무 엄격하게 하면 지키기 어려워서 오히려 효과가 떨어질 수 있다.

자유식으로 먹는 저녁 식사도 역시 아침, 점심과 마찬가지로, 집에서 조리를 하는 사람은 집에서 자유로운 메뉴를 조리하면 되고 밖에서 먹는 사람은 밖에서 자유식을 사 먹으면 되는데, 아무래도 집에서 조리해 먹는 쪽이 아무리 자유식이라도 재료를 상대적으로 더 건강하게 사용할 가능성이 높기 때문에, 혹시 양쪽을 병행하는 경우면 집에서 조리할 것을 권장한다.

물론 밖에서 사 먹어야 하는 경우라고 해도 너무 죄책감을 느끼지는 말고 자유식을 사 먹으면 되겠다. 아무래도 영양 면에서는 조금 불리할 수 있지만, 그래도 하루에 한 끼 정도는 머리 아프게 고민하지 말고 먹고 싶은 걸 먹자. 편한 마음으로 외식을 즐기자. 직장에서 회식 등이 있어도 마찬가지로, 참여해서 같이 잘 먹고 즐기도록 하자.

저녁과 회식: 아침과 점심을 식단대로 잘 지키지 못한 경우

두 번째, 즉 아침과 점심 식단을 내가 조언했던 내용대로 잘 지키지 못한 경우는 어떻게 해야 할까? 그렇다면 아침과 점심을 망친 상태에서 저녁까지 포기할 수는 없다. 저녁을 건강하게 챙겨야 한다. 그리고 반대로 이런 경우도 있을 것이다. 아침하고 점심을 잘 챙겼지만, '나는 그렇다고 저녁을 치팅하고 싶지 않다. 저녁까지도 마저 잘 챙겨서, 더 높은 건강 효과를 보고 싶다. 그리고 나는 그럴 여력과 자신이 있다.' 이런 경우에 해당하면, 간단하다. 아침편과 점심편에서 언급했던 식단을 저녁에도 똑같이 먹으면 된다.

외식을 하게 되는 경우에는 어떻게 하면 좋을까? 이왕이면 아침과 점심을 잘 지킨 경우면 저녁 외식을 하게 되도 좀 편하게 아무거나 먹고 좋았을 텐데, 지금은 저녁을 신경 써야 하는 경우이므로 외식도 메뉴를 잘 골라야 한다.

기본적으로 외식은 거의 뭘 먹더라도 내가 재료 사다가 먹는 것보다는 영양적으로 불리할 수밖에 없지만, 그래도 상대적으로 좀 나은 메뉴를 언급해 본다면 단백질은 많고 지방이 적어야 하니까 다음 정도의 예를 들 수 있다. 회, 샌드위치, 닭고기 들어간 샐러드, 고기는 굽는 계통보다는 삶은 종류(국물은 먹지 않는 것이 좋으며, 지방은 뗄 수 있으면 떼어내고 먹자. 삼계탕, 수육, 보쌈, 곰탕 등이다)가 좋다.

마지막으로 회식의 경우를 보자. 이때도 마찬가지로 아침과 점심을 잘 지킨 경우면 회식을 하게 되도 좀 편하게 아무 데나 따라갈 수 있었을 텐데, 지금은 뭘 먹을지를 신경 써야 하는 경우니까 이렇게 하면 좋다.

만약 본인이 회식 메뉴에 관여를 할 수 있는 상태인 경우에는 앞서 권장했던 메뉴를 보며 고려를 해보자. 첫 번째 예였던 횟집 같은 경우도 무난하다. 그러나 튀김이나, 소스가 잔뜩 들어간 샐러드, 콘버터구이 등은 자제하고 회 위주로 먹도록 한다. 그리고 밥, 면류 등의 탄수화물도 최소한으로 먹는다. 권장 리스트의 횟집 외의 나머지 메뉴들도 다시 체크하면, 회식으로 샌드위치나 샐러드집은 잘 안 갈 테니까, 삼계탕, 수육, 보쌈, 곰탕으로 하는 것도 괜찮겠다.

그리고 만약 본인이 결정에 관여할 수 없는 상황이어서 완전히 엄한 메뉴로 결정이 났다면, 회식에 가지 않을 것을 추천한다. 반드시 참석해야 한다면 음식을 최대한 적게 먹기 바란다.

만약 회식이 고깃집으로 결정되면 일단 소고기의 경우, 지방이 가장 적은 부위라고 했던 설도, 홍두깨, 우둔, 사태는 구이집에서 당연히 안 팔기 때문에 어느 정도의 지방 섭취를 피하기는 어렵다. 구이로 식당에서 파는 부위 중 상대적으로 지방이 적은 부위인 안심을 시킬 수 있다면 좋겠지만, 아쉽게도 회식에서 단체로 안심을 시키는 분위기는 잘 없을 것이다. 따라서 다른 부위로 주문이 되더라도 최대한 우삼겹이나 차돌박이는 못 시키게 한다.

어차피 지방이 많은 부위를 시킬 수밖에 없지만 그중에서도 지방이 가장 많은 부위는 피하는 것이 좋으므로 이렇게 하는 것이다. 지방 함량 자체만 좋고 보면 등심, 갈비 등도 수치가 높지만, 이들 부위는 구우면서 지방이 일부 액

화되어, 집어먹을 때는 따라 올라오지 않으므로 지방이 일부 제거되는 효과가 있다. 그러나 우삼겹과 차돌박이는 그대로 녹지 않은 고체 지방을 다량 섭취하게 되므로 피할 수 있으면 피하면 좋다.

돼지고기면 마찬가지로 지방이 가장 적은 부위라고 했던 다릿살은 구이집에서 아직은 안 팔기 때문에(혹시 나중에 팔게 되면 꼭 시키자!), 지방이 많은 삼겹살하고 항정살을 최대한 피하고 목살을 주문하게 유도하자. 고깃집은 그래도 이렇게 선별적으로 시켜서 단백질 섭취라도 가능한데, 가장 난감한 것이 주로 탄수화물만 나오는 곳에 갔을 경우다. 칼국수집과 같은 면 전문점 등이 그 예다. 이럴 때는 그냥 조금만 먹는 방법밖에 없다.

때에 따라서는 보다 더 엄청 고지방 음식을 먹으러 가는 경우가 있다. 곱창 같은 것이 이에 해당한다. 당연히 안 가면 좋겠지만 반드시 따라가야 하는 경우면, 최대한 조금만 먹도록 하자. 그렇게 하지 않고 많이 먹어 버리면, 최악의 지방인 동물성 포화지방을 다량으로 섭취하게 된다. 다이어트나 건강과는 상당히 멀어지게 되는 길이다.

건강한 몸을 만들고 싶다면 없애야 할 습관 : 빨리 먹기

1950년에 한국전쟁을 치르고 나서, 이후의 60년대, 70년대의 경제 성장기를 기억하는 이들이 적지 않을 것이다. 전쟁 이후에 불바다가 되어버리고 아무것도 없던 나라를 재건하는 과정은 참으로 드라마틱하고 힘든 과정이었다. 결과적으로 나라의 경제는 어느 정도의 성장률을 구가하게 되어 다행이었지만, 이에 크게 기여한 요인들 중 하나는 전 국민의 노동력이었다. 우리 부모님 세대가 참으로 고생을 많이들 하셨었다는 얘기이며, 정말 감사한 일이 아닐 수 없다.

이에는 부작용도 따랐다. 현재 대한민국 국민들은 세계적으로 가장 빠른 식사 속도를 가지고 있는데, '민족적 고유성'(선천성에 대해서는 논란이 있지만, 최소한 후천적인 영향으로 형성되는 민족적 고유성은 존재한다는 것이 중론이다)을 굳이 논할 필요는 없다. 그보다는 20세기 후반의 시대적 배경에 따른 결과라고 나는 생각한다.

50년대 전쟁통에는 빗발치는 포탄의 세례와 피난 행렬 속에서 당연히 생존과 관련된 사항이기 때문에 밥을 빨리 먹어야 했을 것이고, 60~70년대의 경제 성장기에는 시간을 쪼개 살아가기 위해 밥을 빨리 먹었을 것이다. 그들이 아무 이유도 없이 밥을 빨리 먹은 것은 결코 아니라는 얘기다.

그리고 그 행위가 하나의 사회적 습관으로 이어져서, 현재는 거의 '민족의 특성'이라고 불릴 만큼 밥 먹는 속도가 빠른 국민들이 되어버렸다. 국내에서만 지내면 이를 느끼기 힘들지만, 외국에 나가 보면 확실히 느낄 수 있다. 물론 개인마다 차이가 있기 때문에 절대적인 일반화를 할 수는 없지만 평균적으로 비교할 때 그렇다는 얘기다.

하나의 사회적 습관처럼 되어버린 행위를 바꾸는 것은 쉬운 일은 아니다.

그러나 만약 빨리 먹는 습관이 건강에 나쁜 영향을 미친다면 바꿔야 하지 않을까? 오랜 습관을 바꾸는 것이 쉽지는 않겠지만 다소 번거로움이 따르더라도 고치는 것이 바람직할 것이다. 빨리 먹는 행위는 소화기관에 부담을 줄 뿐 아니라, 포만감을 줄여서 음식을 더 많이 먹게 만든다. 따라서 전반적인 비만과 대사증후군으로 이어질 수 있다. 또한 위염과 위암, 그리고 각종 식도 질환 등으로 이어지는 가능성이 높아진다는 것도 연구로 입증되어 있다.

만약 50년대 전쟁통처럼, 그리고 60~70년대 경제 성장기처럼 이러한 건강 요인들을 포기할 수밖에 없던 절박한 상황이라면 얘기가 좀 다를 수도 있겠지만, 과연 지금도 건강을 포기하고 빨리 먹어야만 하는 시대일까? 아니다. 이제는 건강을 위해서 빨리 먹는 습관을 고쳐야만 한다.

습관이라는 것은 바꾸기 번거롭다고 생각이 들어도, 일단 바꿔서 새로운 습관을 만들고 나면 또 그 전 습관은 온데간데없이 사라진다. 바꾼다는 것이 너무 어려운 일일 것이라고 지레짐작 겁을 먹을 필요는 없다는 얘기다. 마침 생활 환경도 천천히 먹는 데에 좀 더 유리해지고 있다. 핵가족화와 코로나19 등의 영향으로, 여럿이서 먹는 상황보다 소규모로 또는 혼자 먹는 상황이 더 많아지고 있기 때문이다.

여럿이 함께 식사를 하더라도 남의 눈치를 보며 빨리 먹으려 할 필요가 없다. 나이도 어느 정도 먹은 내가 건강상의 이유로 천천히 먹겠다는데 그걸 가지고 만약 누가 "너 왜 유별나게 그래?" 이렇게 말한다면 그는 내 인생에 별로 도움이 되는 사람이 아니다. 여전히 사회 관계, 인간관계를 내세워서 눈치를 보고 싶은가? 내 나이를 생각하자. 이제는 그런 것이 중요한 나이가 아니다. 그런 것보다는 건강이 훨씬 더 중요한 나이다.

이제 식사를 할 때 차분한 마음으로 음식을 천천히 씹어보자. 숟가락보다는 젓가락을 많이 사용하는 것도 한 방법이다. 젓가락으로는 한 번에 입으로 가져가는 양이 한정되기 때문에 천천히 식사를 하는 데에 도움이 된다. 음식의 맛을 음미하며 천천히 씹고, 여유 있게 삼키도록 한다. 처음에는 내가 뭐 하고 있는 거지 하는 생각이 들 수도 있으나, 어느 정도 시간이 흐르고 일단 습관이 되고 나면 더 이상 어색하지 않을 것이다. 천천히 먹게 되면 식욕 억제 호르몬인 렙틴이 분비되는데 이는 기분을 좋게 하는 호르몬인 도파민 분비로 이어져, 음식의 맛과 식감을 즐기는 데도 도움이 된다. 아울러서 뜨겁게 먹는 것도 식도 등에 아주 안 좋으므로 가급적 너무 뜨겁게 먹지 않는 것이 좋다.

일주일 식단표

다음의 식단표는 내가 실제로 지난 일주일 동안 먹었던 식단이다. 앞서 말했듯이 사람의 체질이나 상황에 따라서 식단은 얼마든지 바꿀 수 있다. 하지만 하나의 기준이 될 만한 예시를 보여주기 위해서 나의 일주일간의 식단표를 제시한다.

이 식단표대로 똑같이 먹을 필요는 없다. 참고만 하길 바란다. 나의 경우 평일 아침과 점심의 음식은 전부 집에서 만든 음식들이다. 단, 먹는 장소는 집일 수도 있고, 도시락으로 싸서 밖에 나가서 먹는 경우도 있다. 앞서 권장했듯이, 여건이 된다면 밖에서 사 먹는 것보다는 집에서 만들어 먹는 것을 추천한다. 그게 어려우면 재료를 최대한 고려하여 사 먹는다.

평일 저녁 식사와 주말 식사는 비교적 덜 엄격하게 자유식을 하는 편이다. 나는 운동, 휴식 등의 다른 건강 요인들을 잘 챙기는 편이기 때문에 식사에 비교적 여유가 있지만, 그렇지 않은 경우에는 식단을 더 엄격하게 하는 것이 좋다. 각자의 여건이 허락하는 내에서 식단을 짜고 그에 맞춰 실천해 보자!

	아침	점심	저녁
월	견과류(아몬드, 캐슈넛, 호박씨, 말린 대추), 귀리, 삶은 계란, 유청 단백질 파우더, 아몬드유, 사과, 베이글	닭가슴살, 잡곡밥, 생야채 샐러드(토마토, 오이, 당근, 파프리카, 올리브유, 발사믹 식초)	소고기 설도살, 잡곡밥, 볶은 야채(토마토, 당근), 한라봉
화	견과류(아몬드, 캐슈넛, 호박씨, 말린 대추), 귀리, 삶은 계란, 유청 단백질 파우더, 아몬드유, 사과, 크로아상	닭가슴살, 잡곡밥, 생야채 샐러드(토마토, 오이, 당근, 파프리카, 올리브유, 발사믹 식초)	조개살 파스타,(양파, 버섯 포함), 오렌지
수	견과류(아몬드, 캐슈넛, 호박씨, 말린 대추), 귀리, 삶은 계란, 유청 단백질 파우더, 아몬드유, 사과, 베이글	닭가슴살, 잡곡밥, 생야채 샐러드(토마토, 오이, 당근, 파프리카, 올리브유, 발사믹 식초)	고등어 구이, 잡곡밥, 오이, 토마토, 데친 양배추, 딸기
목	견과류(아몬드, 캐슈넛, 호박씨, 말린 대추), 귀리, 삶은 계란, 유청 단백질 파우더, 아몬드유, 사과, 크로아상	닭가슴살, 잡곡밥, 생야채 샐러드(토마토, 오이, 당근, 파프리카, 올리브유, 발사믹 식초)	떡갈비, 잡곡밥, 양상추, 토마토, 마늘, 오이, 귤
금	견과류(아몬드, 캐슈넛, 호박씨, 말린 대추), 귀리, 삶은 계란, 유청 단백질 파우더, 아몬드유, 사과, 베이글	닭가슴살, 잡곡밥, 생야채 샐러드(토마토, 오이, 당근, 파프리카, 올리브유, 발사믹 식초)	돈가스, 잡곡밥, 가지 찜, 오렌지
토	견과류(아몬드, 캐슈넛, 호박씨, 말린 대추), 귀리, 쌀 프레이크, 삶은 계란, 유청 단백질 파우더, 우유, 사과	닭가슴살 볶음밥(치즈, 토마토, 버섯, 양파)	피자, 한라봉
일	견과류(아몬드, 캐슈넛, 호박씨, 말린 대추), 귀리, 쌀 프레이크, 삶은 계란, 유청 단백질 파우더, 우유, 사과	유부초밥	탕수육, 귤

적절한 휴식은
내 몸을 강하게 만든다

운동을 많이 할수록 휴식이 중요하다

영양에 대한 얘기를 할 때도 비슷한 내용이 언급됐었는데, 휴식도 마찬가지로 수면에 시간을 많이 할애하기 어려운 특별한 상황이 아닌 경우에는 반드시 충분한 휴식을 취하는 게 좋다. 당연하게 들릴지 모르지만, 생각보다 휴식의 중요성을 간과하는 경우가 많아서 강조하고 싶다.

특히 운동에 재미를 느껴서 운동의 종류와 운동량을 늘리고 있는 사람 중에서 휴식의 중요성을 간과하는 사람을 흔하게 볼 수 있다. 휴식과 수면은 충분히 취하지 않으면서 운동 시간은 늘려 나가는, 즉 결과적으로 휴식 시간까지 운동에 할애하는 모습을 자주 보게 된다. 이러면 오히려 결과가 좋지 않다. 그렇다면 휴식은 얼마나 취하는 것이 좋은 걸까?

우리가 몸이 건강해지고 좋아지려면 근육이 중요하고 단백질이 필요하다는 내용을 서두에서 언급했었다. 근육이 좋아지는 즉, 성장하는 현상이 정확히 언제 일어나냐 하면 운동을 할 때 일어나는 게 아니라, 운동 이후 휴식을 취할 때 일어난다. 운동을 하면 근육이 팽창되기 때문에 그때 변화가 일어난다고 생각을 많이 하는데, 물론 근육이 팽창되는 것도 하나의 변화지만, 팽창된 근육은 시간이 지나면서 다시 줄어든다. 운동을 한 직후 근육이 커졌다고 해도 일시적인 현상이라는 것이다. 하지만 운동 이후 휴식 중에 일어나는 성장은 일시적이지 않고 지속되게 된다. 심폐기능도 마찬가지다. 유산소 운동도 휴식이 필요한 건 똑같다. 운동 상황에서 우리 몸이 겪게 되는 각종 스트레스는 휴식을 통해서 재정비를 하게 되어 있는 것이 우리 신체의 시스템이다.

그런데 최근 SNS 등에서 바쁘게 활동하고 있는 유명 운동인들도 가끔씩 "저는 잠 자는 시간까지 줄여서 운동을 해요. 잠은 한 서너 시간만 잡니다"라는 말을 하는 경우가 있어서 사람들을 더욱 헷갈리게 한다. 이 말을 듣고 "아, 역시 잠을 줄이고 운동을 많이 해야 되는 건가 보다"라고 오해를 하기 때문이다.

그들 대부분은 아마도 휴식의 중요성을 몰라서 그러는 게 아니라, 그냥 워낙 하루 스케줄이 바빠서 그러는 것일 것이다. 최소한 운동 시스템에 대해서 바른 지식을 가지고 있다면 말이다. 나 또한 일정상 휴식이 힘든 분들은 제외라고 분명히 명시했었다, 먹고 사는 게 더 중요하니까.

그 셀럽들도 당연히 적은 휴식이 몸에 안 좋다는 걸 알지만, 그들은 이미 예쁘고 건강한 몸을 가지고 있고 몸이 거기서 조금 안 좋아지더라도 현재 얻어놓은 명성과 기회를 잘 활용해서 여러 가지 활동도 하고 돈도 벌고 해야 하니까, 그렇게 바쁘게 휴식 없이 사는 거다. 그렇지만 잠을 적게 잔다는 부분만 놓고 보면 몸에 안 좋은 행위라는 사실은 분명하니 헷갈리지는 말자.

휴식 ≠ 불성실

단순히 셀럽들뿐만 아니라, 평범한 사람들 중에도 이런 경우가 있을 것이다. 예를 들어 내가 지금 너무 피곤하고 졸린 상태인데 어쩌다 약속이 취소되어서 한 시간 정도의 시간이 생겼다고 하자. 그럴 때 잠을 자거나 휴식을 취하기보다는, 운동 욕심에 한 시간 동안 운동을 더하겠다고 생각할 수 있다. 몸은 피곤하지만, 운동을 더 열심히 하겠다고 스스로 다짐하는 것이다. 왜냐하면, 나는 성실하고 부지런한 사람이니까.

이렇게 생각하는 이유는, 내 소중한 시간을 구성하는 각종 스케줄에 운동이나 식사는 포함이 되는데, 휴식은 포함되는 개념이 아니기 때문이다. 운동은 당연히 해야 되는 것, 식사도 당연히 해야 되는 것이지만 휴식은 반드시 해야 하는 것이라고 생각하지 않는 것이다. "쉬는 건 줄여도 되지. 잠은 죽은 다음에 실컷 자면 되지 않나. 살아 있는 동안은, 쉬고 자는 시간을 절약해서 다른 생산적인 것들을 더 많이 해야지."라고 말이다.

잘못된 생각이다. 우리의 몸을 건강하게 만들려면 운동, 영양과 마찬가지로, 휴식도 하나의 필수 요소로 생각을 해야 한다. 셋 다 중요하다.

셋 다 중요한데 자꾸 휴식만 뒷전으로 밀리는 건 아무래도 내게 직접적인 필요성을 못 느끼기 때문일 것이다. 운동을 하면 몸이 좋아질 것이라고 쉽게 예상이 된다. 그리고 좋은 식습관으로 영양을 잘 섭취하는 것도 마찬가지로 건강이 좋아진다고 예상할 수 있다. 그런데 만약 아무것도 안 하고 휴식만 한다고 생각해 보자. 그것만으로 몸이 좋아질까? 운동을 하지 않고 휴식만 취한다면 몸이 좋아지지는 않을 것이다. 사람들은 운동과 휴식을 묶어서 보기보다는 별도의 것으로 생각하고 이처럼 휴식만 취했을 때의 변화가 긍정적이지 못하다는 직관적인 이유로 휴식만 자꾸 뒷전으로 밀리는 것이다. 그러나 우리는 각각의 행동을 따로따로 하나씩만 하면서 살고 있지는 않다.

특별한 운동을 하지 않더라도 우리는 매일 신체 활동을 하고 있고, 건강에 좋은 것이든 아니든 매일같이 뭔가를 먹고 있으며, 누구라도 약간씩은 잠을 잔다. 하루 수면 시간이 0시간인 사람은 없다. 그렇기 때문에 운동, 영양, 휴식 이 세 가지는 조화를 이뤄야 한다. 휴식이 그 셋 중에서 밀려나서는 안 된다는 거다.

실제로 보디빌더들을 보면, 잠을 줄여 가면서까지 운동을 하는 사람은 드물다. 외국이건 한국이건 마찬가지다. 물론 우리가 보디빌더가 되려는 건 아니다. 나는 여기에서도 마찬가지이고 유튜브를 통해서도 건강을 추구하고 몸짱이 되는 방법을 계속 전달하고 있을 뿐 보디빌더 같은 몸을 만들라고 하는 것은 아니다. 하지만 더 운동적으로 앞서 있는 탑 클래스 보디빌더들이 몸을 만들기 위한 생활습관은 당연히 우리에게도 참고할 수 있는 큰 방향을 제시해 준다. 그리고 분명한 건 그들이 절대로 휴식을 소홀히 하지 않는다는 사실이다.

만일 지금 잠을 줄이고 운동을 더 강하게 하는 것이 바람직한 것으로 믿는 사람이 있다면 이 얘기를 하고 싶다. 운동을 더 강하게 하는 건, 그야말로 운동 자체를 고강도로 많이 하면 되는 것이지 잠을 줄여서 해야 하는 건 아니다. 즉, 둘이 대치 관계가 되어서는 안 된다는 말이다. 운동을 고강도로 많이 하기를 바란다. 하루 7시간을 운동하건 하루에 운동을 세 번 하건 상관없다. 그러나 그후에 잠도 많이 자야 한다. 운동도 열심히, 휴식도 열심히. 운동 강도를 높이기 위해 줄여야 하는 건 잠이 아니라, 운동 세트 사이의 휴식 시간이다. 예를 들어 30초 쉬던 것을 20초만, 나아가서 10초만 쉬고 다시 운동을 시작해보자.

휴식과 관련해서 벌크(bulk: 몸을 키우는 것을 말하며 보통 근육과 체지방을 같이 늘린다) 때는 별로 논란이 없지만, 커팅(cutting: 체지방을 빼는 것을 말하며 따라서 벌크와 반대되는 개념이다)할 때 특히 각종 보디빌딩 대회 직전에 오해가 많이 생긴다. 이때는 탄수화물 섭취도 제한되고 물도 제한되고 몸이 혹독한 상황을 겪다 보니까, 마치 잠도 적게 자야 상황과 보조를 잘 맞추는 것 같은 착각이 든다. 즉, 몸이 어떤 형태로든지 혹사당할수록 커팅에 도움이 되는 것 같이 느껴지는 것이다. 그렇게 치자면 왜 잠만 줄이나. 예를 들어 술도 먹고 담배도 피면 더 좋지 않겠는가? 아니면 어디 가서 몸살감기라도 걸려오면 더 좋을 것이다. 몸이 엄청 힘들어질 테니까.

　당연히 말도 안 되는 얘기다. 몸은 아무리 커팅 때라도, 운동을 강도 높게 하고 다이어트를 강도 높게 하는 것으로 혹사시켜야지, 잠을 줄이는 것으로 몸을 혹사시키면 안 된다. 커팅 자체에는 혹시 영향을 약간 줄진 모르겠지만 동시에 근육 손실도 생긴다. 상급자들이 제일 무서워하는 근 손실. 당장 2~30대라면 몸이 좋으니까 별로 못 느낄 수도 있지만, 4~50대라면 치명적이고, 지금 설사 2~30대라 하더라도 그때의 영향이 나중에 나이가 들면 찾아온다. 다시 한 번 말하지만 잠과 휴식은 필요하다! 특히 운동한 날은 충분한 휴식을 취하자. 그래야 건강할 수 있다. 당연하다고 생각하는 사람도 있겠지만, 의외로 모르는 사람이 많아서 강조해본다.

당신도 술을 줄일 수 있다

　술이 우리 몸에 어떤 영향을 주는지 그 메커니즘을 살펴보자. 술에 들어 있는 알코올은 탄수화물이나 단백질, 지방 등의 일반 영양소들보다 체내 흡수가 더 빠르고, 우리 몸이 일종의 독성 물질로 인식하기 때문에 다른 영양소를 대사하기 전에 먼저 알코올을 분해하는 작용에 들어가게 된다.

　그렇다면 알코올을 분해하는 시간 동안 즉, 짧게는 몇 시간에서부터 길게는 다음날까지, 그 시간 동안 우리가 섭취하는 여러 가지 음식들, 안주는 당연히 포함되겠지만 길게는 다음날 먹는 음식과 심지어는 음주 전에 먹어서 여전히 체내에 있는 음식물의 영양소는 어떻게 될까?

우리 몸이 알코올을 먼저 분해하는 데 온 여력을 쏟기 때문에 제대로 영양소를 대사하지 못해서 탄수화물하고 지방은 남는 건 다 체지방으로 축적되고, 단백질은 운동을 했다고 가정하면 원래는 근육 합성 작용에 사용되어야 하는데, 단백질 대사가 방해를 받아서 근육이 되지 못하고 체외로 빠져나가 버린다.

그래서 술을 마시면 운동 효과도 줄어들고, 체지방이 찌는 것이다. 그밖에도 알코올이 방해하는 것들이 여러 가지가 있는데 그중에서 두 개만 더 언급해 보겠다. 운동을 한 경우에는 몸이 회복되어야 하는데 알코올은 몸이 회복하는 것을 방해하고, 여러 가지 호르몬의 합성도 방해한다. 그중에 남성 호르몬인 테스토스테론이 포함되어 있다. 남성의 경우 이게 여성 호르몬인 에스트로겐으로 변환되고 스트레스 호르몬인 코르티솔이 증가되면서, 성욕만 감퇴하는 게 아니라 전반적인 남성성이 떨어지고 살이 찌게 된다.

상대적으로 젊었을 때는 테스토스테론도 더 높고 그 밖의 여러 가지 신체 상태가 좋다 보니까 어느 정도 음주를 해도 다른 요인들(나중에 운동을 더 많이 하거나 영양 섭취를 더 잘하는 것 등)로 어느 정도 음주에 따른 안 좋은 영향을 커버할 수도 있겠지만, 중년 이후에는 그전보다 나의 모든 기능이 저하되어 있는 상태이기 때문에 계속 술을 마시면 몸 상태도 안 좋아질 수밖에 없는 것이다.

특히 근력운동을 오랫동안 해온 경우라면, 중년 이후에는 자연적인 근 감소 때문에 새로운 벌크는 고사하고 현 상태를 유지하는 것을 목표로 해야 하는데,

거기다 술까지 마시게 되면 근 감소는 더 심해진다. 그래서 결국 술은 확실히 과학적인 이유로 마시지 않는 것이 좋다는 것이다. 하지만 술을 좋아하는 사람에게 마시지 말라고 하면 눈앞이 캄캄해지는 게 사실이다.

앞서 운동, 영양, 휴식의 기본개념을 언급했을 때처럼, 술도 그러한 하나의 요인일 뿐이긴 하다. 몸이 좋아지는 데 가장 중요한 요소들은 운동과 영양과 휴식이고, 이 세 가지 요소를 다 잘 챙기면 좋겠지만 각각 독립적인 요소들이기 때문에 본인의 인생 스타일, 본인의 여건하에서 내가 할 수 있는 것을 최대한 하는 것이 중요하다고 했었다. 세 가지를 모두 챙길 수 없다고 해서 근심할 필요가 없다는 것이다. 남과 똑같이 하려고 할 필요 없다. 내가 할 수 있는 한에서 최선을 다하면 된다.

술도 마찬가지다. 건강을 위해서는 절대로 마셔서는 안 된다는 극단적인 조언을 하려는 게 아니다. 술도 마찬가지로 자신의 상황에 맞춰서 그 안에서 마시는 양을 최소화하는, '자신의 최선'을 해야 한다는 것이다. 단지 앞서 언급했듯이 술이 내 몸에 안 좋고 운동에 안 좋은 건 과학적인 사실임을 인지하고, '자신의 최선'에 너무 핑곗거리들을 섞어서 왜곡하지는 않는 것이 중요하다. 무슨 얘기인지 구체적으로 알아보자.

나 같은 경우는 참고로 보통 때는 잘 마시지 않다가 모임에 나가거나 여행을 갔을 때 한두 잔 정도 마신다. 이 정도로 마시는 것이라면 심리적으로 기분 전환을 해주는 긍정적인 효과도 있기 때문에 굳이 문제 삼을 필요는 없다고 본다. 다만, 습관적으로 술을 마시는 분들에게 한 말씀 조언을 올리고 싶다.

이제는 세상이 많이 바뀌어서, 사회생활을 하느라고 어쩔 수 없이 술을 마신다는 핑계는 힘을 많이 잃었다. 예전에는 인간관계에 활력을 불어넣는다고 해서 분명히 우리나라의 문화 자체도 술을 좋게 여기는 분위기가 있었으며, 한 직장을 평생 내지는 오래 다니는 경우가 많아서 직장 술자리에서 상사들의 눈치를 보는 것도 많이 중요했다.

하지만 이제는 달라졌다. 음주와 관련한 각종 범죄가 점점 늘어나고, 술이 우리 몸에 얼마나 악영향을 미치며, 어떻게 질병을 일으키는지에 대한 지식과 정보가 많아져서 음주에 대한 인식이 예전보다 훨씬 나빠졌다. 그래서 각종 사교 모임에서도 술을 과하게 마시는 것을 지양하는 추세를 보이고 있다.

직장도 이제 평생직장이란 개념이 점점 사라지고 있다(물론 그 희귀해진 평생 직장 개념을 여전히 추구하느라 공무원이 되려는 사람들로 인해 경쟁률이 어마어마하긴 하지만). 이직을 하거나 창업을 하는 등 새로운 길이 많이 열려 있기 때문에 이전과 달리 상사의 눈치를 볼 필요성도 많이 줄어들었다. 따라서 이제는 여러 술자리에서 술을 마시는 것도 타인의 강요에 의한 것이라기보다는 본인이 마시고 싶어서 마시는 것이고 본인이 즐기려고 마시는 것이다. 더 이상 사회 관계를 핑계로 댈 수 없다는 뜻이다.

물론 무조건 술이 나쁘다고 말하는 것은 아니다. 나도 술의 좋은 기능들을 잘 알고 있다. 나 또한 젊었을 땐 술을 즐겼고, 적극적으로 남한테 권하는 입장에 있었던 적이 많았다. 회사에서는 말할 것도 없고, 이미 입사 전부터 대학 동아리에서, 그리고 여자친구 사귈 때라든가, 처음에 서먹서먹한 걸 줄여주는 (흔히 아이스 브레이크라고 한다) 용도로 술을 적극적으로 활용했던 적이 있다. 내 주변인 중에도 여전히 술을 좋아하는 친구가 많다. 따라서 술을 평생토록 버릇처럼 계속 마시고 있는 여러분들을 내가 이해하지 못하는 건 절대 아니다.

여기서 이야기하고자 하는 것은 '나는 술을 마시는 사람이다. 바뀌지 않는다'라는 인식이 잘못됐다는 것이다. 누구나 스스로에 대해 쉽게 정의를 내려버리고, 그걸 고정시키는 경향이 있다. 예를 들어서 '나는 트로트를 좋아할 가능성이 없는 사람이다. 트로트는 쳐다보지도 말자.' 이렇게 자기 스스로 자신을 틀에 박힌 사람으로 고정시킨다. 그러나 최근 트로트 음악 프로그램들이 유행을 끌면서 트로트의 인기가 매우 높아졌다. 좋아할 리 없다고 생각했던 트로트를 좋아하게 된 사람도 있을 것이다.

또는, '나는 운동을 못하는 사람이다. 운동은 꿈도 꾸지 말자'고 생각하던 사람도 있을 것이다. 하지만 그런 사람들 중에서도 어느 순간부터 운동을 하고 있는 분들도 있을 것이다. 운동을 시작한 계기는 병에 걸려 건강의 중요성을 깨달았기 때문일 수도 있고, 주변의 권유 때문일 수도 있다. 중요한 것은 '나'라는 사람을 어떤 틀에 가둬서는 안 된다는 것이다. 우리는 자신의 의지에 따라 얼마든지 변할 수 있다.

술도 마찬가지다. '나는 술을 마셔야만 하는 사람이다. 내가 술을 끊는다는 건 상상도 할 수 없다.' 이렇게 생각하는 사람들이 많겠지만, '나는 술을 마셔야만 하는 사람이다'라는 인식을 잠시만 옆으로 제쳐 두고, 일단 한 달 정도만 술을 안 마시고 지내보기를 권한다. "당장 끊어라", 또는 "1년 동안 마시지 마라"라고 하는 무리한 요구를 하는 것이 아니다. 딱 한 달이다.

그러고 나서 한 달 후에 한 번 생각해보자. 정말로 술 없이 지내보니 참을 수가 없었는지 말이다. 만약 술을 마시지 않는 것이 참을 수가 없었다면 예전으로 돌아가도 좋다. 그분들은 아직은 때가 안됐다고 볼 수도 있다. 하지만 많은 사람이 그렇지 않다는 것을 난 알고 있다. 한 달간 금주를 한 사람들 중에는 '어? 막상 술 안 먹고 지내도 뭐 세상이 무너지지 않네.' '그렇게 엄청 못 견딜 정도는 아니네. 오히려 술을 마시지 않았더니 몸도 가뿐하고 정신도 맑네'라고 생각하는 사람이 생각보다 많을 것이다.

술도 잘 마시면 약이 될 수도 있다. 하지만 대부분의 사람에게는 독이 되고 있고, 마시지 않고 운동을 하면 내 건강을 지키는 데 더 큰 도움이 되는 것은 확실하다. 술을 끊으라고 말하는 것이 아니다. 다만, 술을 줄이고 운동 시간을 늘리면 그만큼 내가 건강하게 지낼 수 있는 시간도 늘어난다는 것을 말하고 싶다. 건강을 위해서 포기해야 할 것이 있다면, 우선 술을 포기해보자.

앞으로 50년을 건강하게 살려면, 지금 가만히 있어서는 안된다는 경각심을 이 책이 독자들에게 전할 수 있다면 더 바랄 것이 없겠다. 운동을 하는 것, 영양과 휴식을 챙기는 것. 일부러 억지로 하려면 힘들겠지만, 습관으로 만들면 쉽다. 바로 '몸을 움직이는 습관'이다. 지금 내 방부터 정리해 보자. 그리고 집에서 맨몸운동을 시작해 보자. 또는 밖으로 나가서 무작정 걸어 보자. 내 몸과 서서히 사랑에 빠지게 될 것이다!

50, 살기 위한 최소한의 운동

초판 1쇄 발행 · 2021년 06월 10일

지 은 이 · 오세욱
펴 낸 이 · 김동하

편　　 집 · 김원희
마 케 팅 · 이인애·김현지·서상혁

펴 낸 곳 · 페이퍼버드
출판신고 · 2015년 1월 14일 제2016-000120호
주　　 소 · (03961) 서울시 마포구 방울내로7길 8 반석빌딩 5층
문　　 의 · (070) 7853-8600
팩　　 스 · (02) 6020-8601
이 메 일 · books-garden1@naver.com
포 스 트 · post.naver.com/books-garden1

I S B N · 979-11-6416-087-7 (03510)

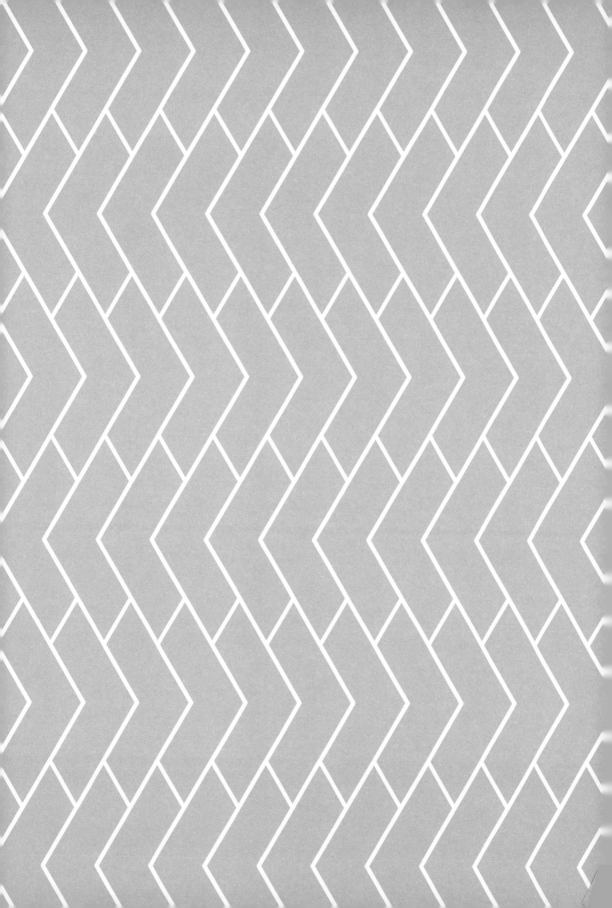